ナースビギンズ

一人前をめざす
ナースのための
**明日から使える
看護手技**

今すぐ
看護ケアに
活かせる

心電図の
みかた

［編集］
藤野智子
聖マリアンナ医科大学病院
急性・重症患者看護専門看護師
集中ケア認定看護師

南江堂

執筆者一覧

● 編 集

藤野　智子（ふじの　ともこ）　聖マリアンナ医科大学病院

急性・重症患者看護専門看護師，集中ケア認定看護師

● 医 学 監 修

山内　正博（やまうち　まさひろ）　イムス東京葛飾総合病院循環器内科 部長

● 執 筆 （50音順）

五十嵐　真（いがらし　まこと）　会津中央病院中央集中治療室 集中ケア認定看護師

小林　奈美（こばやし　なみ）　町田市民病院ICU・CCU 集中ケア認定看護師

雀地　洋平（すずめち　ようへい）　KKR札幌医療センター循環器センター 集中ケア認定看護師

藤野　智子（ふじの　ともこ）　聖マリアンナ医科大学病院

急性・重症患者看護専門看護師，集中ケア認定看護師

序　文

　数ある心電図書籍の中で，この本を手にとっていただきありがとうございます.

　この本は，救急領域や集中治療領域，循環器病棟で臨床経験を重ねてきた急性・重症患者看護専門看護師と集中ケア認定看護師の4名が，臨床の看護師目線で構成を検討し執筆いたしました.

　看護師の多くは心電図に苦手意識を感じている，ということを耳にします. かくいう私の家にも，何冊もの心電図の本があります. しかし，よく考えてみると，心電図は何年経っても同じですし，"2020年度版の心電図！"というものは存在しません. 心臓の位置や肝臓の位置が変わらない解剖学の本と同じ類なのです. ということは，さまざまな書籍をあたるよりは，1つの本で基礎をじっくり理解するほうが得策なのです.

　では，なぜそれほどまでに苦手意識があるのかというと，実際の心電図波形は，教科書のように"キレイな波形"ではありませんし，アーチファクトも多く，わかりにくいものです. さらに心電図が警告するアラームは英語表記も多く，かつ緊急度を示すアラームは看護師の焦燥感をあおります. つまり，現場の心電図はわかりにくいのに，なにやら「キンコンキンコン」音を立てて急がせるので，何かわからないまま医師へ報告したり，報告しても対応してもらえず残念な思いをしたり，そういうことを繰り返しているうちに，どんどん心電図への苦手意識が高まってしまうのではないでしょうか.

　この書籍では，それぞれの心電図変化ごとに，①心電図の意味，②心電図の見かた，③緊急度別の行動，④ISBARCを使った報告の仕方，⑤心電図変化をきたした患者への看護ケア，の順に記載しています.

　まず，正常洞調律以外の心電図に遭遇したら，どの波形に該当するのか探しましょう. 判別するガイドとして，心電図波形の見かたを6つのステップに分けました（☞35ページ）. 段階を追っているのでこのとおりに確認してみてください.

　さらに，緊急事態なのか経過観察でよいのかも看護師が判断に困るところですので，緊急度別に行動を3段階に分けました（着目すべき状況の把握，症状の有無の確認，バイタルサインの変化の確認）. また，「報告したのに医師が来てくれない」という声もよく聞きます. その理由の1つに，相手に緊急度が伝わりにくいということが考えられます. そこで，相手に伝わりやすい「報告の方法」をISBARCにて記載しました.

　最後に，心電図変化をきたした患者へどのような看護ケアが必要か，ということも記載しています.「こういう心電図変化のときは，個室移動を検討しましょう」「こういう不整脈の場合は，末梢ルート確保が必要です」など看護師に必要なケアがわかります.

　この書籍が，みなさんの臨床実践の一助となれば幸いです.

2019年3月

藤野　智子

今すぐ看護ケアに活かせる　心電図のみかた

CONTENTS

第1章　心臓の動きと心電図の関係

A　心臓のしくみと動きを再確認　　　　　　　　　藤野智子　1
心臓の電気刺激の流れ …………………………………………… 2

B　心電図でわかること　　　　　　　　　　　　　藤野智子　3
1. 心電図で何がわかるか …………………………………………… 3
2. 心電図波形は何を意味しているか …………………………… 5
P波 …………………………………………………………………… 5
PQ時間 ……………………………………………………………… 5
QRS波 ……………………………………………………………… 6
ST部分 ……………………………………………………………… 6
T波 …………………………………………………………………… 7
U波 …………………………………………………………………… 7

C　どのような患者に心電図を装着すればよいのか　藤野智子　8
1. 致死性の不整脈の既往がある ………………………………… 8
2. 頻脈や徐脈がある ……………………………………………… 8
3. 心房性の不整脈の既往がある ………………………………… 9
4. ペースメーカーを使用中である ……………………………… 9
5. 血清カリウム値が異常である ………………………………… 9

第2章　心電図モニターと標準12誘導心電図

A　心電図モニターと標準12誘導心電図の共通点と違い　雀地洋平　11
1. 心電図モニターの特徴 ………………………………………… 11
2. 標準12誘導心電図の特徴 …………………………………… 13
3. 心電図モニターと標準12誘導心電図の共通点 …………… 13
4. 心電図モニターと標準12誘導心電図の異なる点 ………… 13

B 心電図モニターと標準 12 誘導心電図はどんな患者に必要か　　雀地洋平　14

1. 心電図モニターはどんな患者に必要か … 15
- 致死性不整脈や狭心発作の患者 … 15
- ペースメーカーを挿入している患者 … 15
- 循環器疾患以外の患者の適応 … 15

2. 標準 12 誘導心電図はどんな患者に必要か … 16
- 狭心発作や心筋梗塞発症などの診断 … 16
- 異常な心電図変化がある場合 … 16
- 心機能の評価 … 16

C 心電図モニターと標準 12 誘導心電図の装着　　雀地洋平　17

1. 共通する看護師の役割 … 17
2. 心電図モニターの装着 … 17
- 心電図モニターの装着手順 … 17
- 心電図モニターの注意点 … 20

3. 標準 12 誘導心電図の装着 … 21
- 標準 12 誘導心電図の装着手順 … 21
- 胸部電極の貼り方のポイント … 22
- 標準 12 誘導心電図の注意点 … 24

D 心電図の誘導方法　　雀地洋平　25

1. 双極誘導 … 25
2. 単極誘導 … 26
3. 双極肢誘導，単極肢誘導，胸部誘導 … 26

E 心電図モニターの 3 点誘導と 5 点誘導　　雀地洋平　27

1. 3 点誘導と 5 点誘導の違い … 27
2. 5 点誘導の特徴 … 27

F 心電図モニターの管理上の注意点　　雀地洋平　28

1. セントラルモニター（無線式）とベッドサイドモニター（有線式） … 28
2. ベッドサイドモニター（有線式）の特徴と注意点 … 29

G 標準 12 誘導心電図の各誘導の観察部分　　五十嵐　真　30

第3章　心電図の見かたの基本

A 心電図を見るための基礎知識　　　　　　　　　　　小林奈美　31

1. 心電図の波形の理解 …………………………………………………… 31
2. 目盛りとマス ……………………………………………………………… 32
3. 心電図を記録するときの条件：感度と紙送り速度 ……………… 32
   - 記録条件の見かた ………………………………………………………… 33
   - 波形が見えにくいときの裏ワザ設定 ………………………………… 33
   - Colum　心電図からの心拍数の測りかた ……………………………… 34
4. 普段から確認しておくとよいこと …………………………………… 34

B 心電図を見るための基本ステップ　　　　　　小林奈美，五十嵐　真　35

   - 読みたい波形を見つけたら ……………………………………………… 35
1. ステップ1：全体のリズム（RR間隔）を見る ………………………… 35
2. ステップ2：P波を見る …………………………………………………… 35
   - Colum　陰性（陰性波）と陽性（陽性波） …………………………… 36
3. ステップ3：QRS波を見る ……………………………………………… 36
   - Colum　低電位 …………………………………………………………… 37
   - 異常Q波 …………………………………………………………………… 38
4. ステップ4：T波を見る …………………………………………………… 38
5. ステップ5：STを見る …………………………………………………… 38
6. ステップ6：PQ時間（P波とQRS波の関係）を見る …………………… 39

C 心電図の正常波形と異常波形　　　　　　　　　　　　　　　　40

1. 正常波形を知ろう ……………………………………………（五十嵐　真）40
2. 心電図のどこに異常があると，患者に何が起きていると考えられるのか？
   ……………………………………………………………………（五十嵐　真）40
3. 異常波形に気づこう …………………………………（小林奈美，五十嵐　真）40
   - リズムの異常 ……………………………………………………………… 40
   - P波の異常 ………………………………………………………………… 42
   - Colum　モニタリングにII誘導が選択される理由：P波が見やすい ……… 42
   - QRS波の異常 ……………………………………………………………… 43
   - T波の異常 ………………………………………………………………… 44

▍STの異常	45
▍PQ時間の異常	46
Colum ケント束とデルタ波	47
4. 異常を見つけたときの対処 （小林奈美）	47

D 不整脈と心拍出量の関係 五十嵐　誠　49

第4章 不整脈各論

超緊急事態の波形 雀地洋平

心静止（asystole）	51
Colum なぜ，「ISBARC」に沿って報告するのか？	53
無脈性電気活動（PEA）	55

緊急事態の波形 雀地洋平

心室期外収縮（PVC）	59
Colum Lown分類について	62
Colum 2段脈，3段脈	63
Colum R on T	64
ショートラン（short run）	65
心室頻拍（VT）	68
心室細動（VF）	72

準緊急事態の波形 小林奈美

洞房ブロック	76
Colum 心臓の電気（刺激）のスイッチ：自動能	79
I度房室ブロック	80
II度房室ブロック	84
右脚ブロック	89
左脚ブロック	93
房室接合部調律	97
心室調律	101
完全房室ブロック	105

心房粗動（2：1以上）·· 109

Colum 除細動の役割 ·· 112

Colum 血圧の決定因子 ·· 113

要注意の波形 五十嵐 真

心房期外収縮（PAC）··· 114

心房細動（AF）／発作性心房細動（PAF）······························ 118

発作性上室頻拍（PSVT）·· 122

Colum 迷走神経刺激法 ·· 125

Colum カテーテルアブレーション ·· 126

Colum 発作性上室性頻拍（PSVT）とほかの頻脈性不整脈との見分けかた ···· 127

発作性心房頻拍（PAT）·· 128

洞徐脈（sinus bradycardia）·· 131

洞頻脈（sinus tachycardia）·· 134

そのほかの波形：電解質異常，薬剤由来 五十嵐 真

ジギタリス中毒（ジギタリス効果）··· 137

Colum ジギタリス製剤 ·· 141

高カリウム血症 ··· 142

低カリウム血症 ··· 146

Colum トルサード・ド・ポアンツ ·· 149

高カルシウム血症 ·· 150

低カルシウム血症 ·· 154

付 録 正常と異常で迷う波形に出合ったら 小林奈美

洞調律と心房粗動 ··· 159

洞徐脈と房室接合部調律 ·· 159

洞徐脈と blocked PAC ·· 160

洞性不整脈（サイナス・アリスミア）··· 160

心電図の読み違えによる危ない事例 ·· 161

第1章 心臓の動きと心電図の関係

A 心臓のしくみと動きを再確認

- 心臓は4つの部屋に分かれています．上方に位置する「右心房」「左心房」また下方に位置する「右心室」「左心室」の4つです．
- 心臓は，**横紋筋**（細長い筋線維の集まりで外見上「横紋」と呼ばれる筋状の模様があります）である**心筋**（心筋細胞から成り立ちます）で構成されています．
- 心筋は**不随意筋**で，自律神経によって調整されており，人が意識して動かせる筋肉とは異なります（同じ横紋筋である骨格筋は人が意識して動かせる随意筋です）．

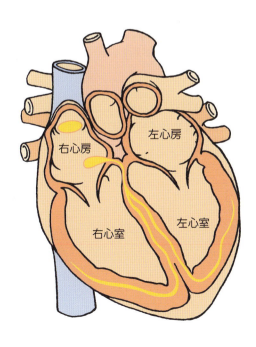

心臓の電気刺激の流れ

- 心臓は，右（心）房の上部で上大静脈の境界にある洞（房）結節（sinus node）で，電気的な興奮が自動的に発生することによって動いています．
- 心臓の洞結節から発生した電気刺激は，心房に伝わり心房を収縮させます．次に右（心）房の下部で心室中隔付近にある房室結節に伝わります．その後，ヒス（His）束，左右の脚，プルキンエ線維へと伝達し，心室を収縮させたのち，電気刺激の興奮が鎮まり心室が拡張します．

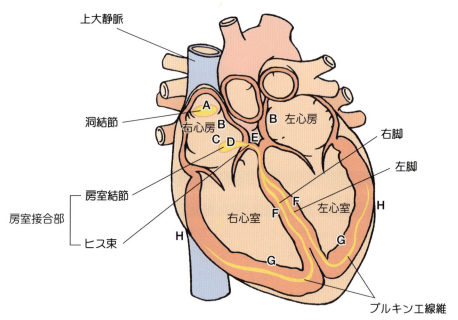

①洞結節より電気刺激が発生する（A）
②心房内を電気刺激が通過し，右心房・左心房が収縮する（B）
③房室結節へ電気刺激が移行する（C）
④房室結節（D）からヒス（His）束へ移行する（E〜F）
⑤ヒス束よりプルキンエ線維へ移行する（F〜G）
⑥右心室・左心室が収縮する
⑦心室の興奮が治まり，拡張する（H）

- 心房の収縮は心室より0.1〜0.2秒早いため，心房が収縮しているときは，心室は弛緩しており，心房からの血液が容易に心室へ流出します．

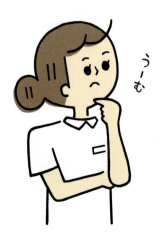

B　心電図でわかること

- 心臓の中では，電気刺激が3次元に通っていますが，それを心電図として2次元に落とし込むためには，規定の誘導法があります．
- よく耳にする心電図に，「標準12誘導心電図」や「3点誘導心電図（心電図モニター）」がありますが，集中治療領域では「5点誘導心電図（心電図モニター）」も使用されます．
- 各心電図の違いに関しては，後述（p.11）していますので，ここでは「心電図で何がわかるか」について触れます．

1　心電図で何がわかるか

- 心電図とは，先の「心臓の電気刺激の流れ」でみた心臓の刺激伝導系の細胞に発生する膜電位（細胞の内と外で発生する電位の差）を2次元的に記録したものです．
- 心電図の波形には，それぞれ名称があり，P波をはじめとしてQ波，R波，S波，T波へと続きます．

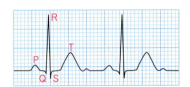

正常心電図波形

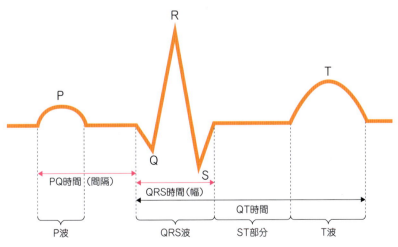

心電図波形の名称

●心電図波形と心臓の動きの概略としては，P波は心房が興奮している時期，Q波・R波・S波は心室が興奮している時期，T波は心室の興奮がおさまっている時期ということになります．

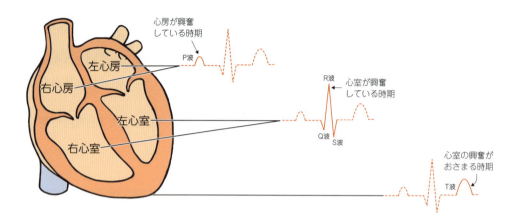

●動きの概略をつかんだうえで，心臓の動きと心電図波形の関係を，具体的にみてみましょう．

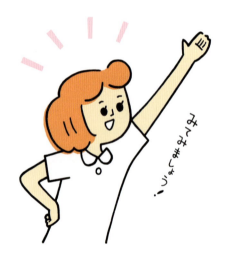

2　心電図波形は何を意味しているか

- 心電図の装着方法や見かたは後述しますので，ここではそれぞれの「心電図波形は何を意味しているか」について触れます．

P波

- 心房の興奮（収縮）を示しています．洞結節の刺激は心電図には現れないため，P波があるということは，洞結節から刺激が発生し，それが左右の心房を興奮させた洞調律である（心臓で一定のリズムが保たれている）という判断として用います．
- 洞結節からの刺激がない場合は，心房の興奮はないためP波は欠落します．

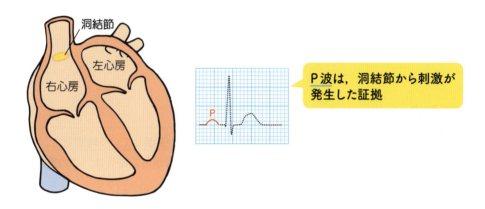

P波は，洞結節から刺激が発生した証拠

PQ時間

- P波の開始からQRS波の開始（PQ時間）は，心房からの刺激が房室結節を通過し，ヒス束，左右の脚を経て，プルキンエ線維に興奮が伝わるまでの時間を示しています．
- 房室ブロックのように，房室伝導（心房からの刺激が房室結節を通過し，プルキンエ線維にいたる）に異常がある場合は，PQ時間は延長します．

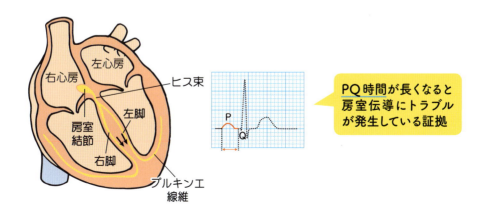

PQ時間が長くなると房室伝導にトラブルが発生している証拠

QRS波

- 心室が興奮（収縮）しはじめ，心室内を伝導していることを示しています．
- QRS波の幅と形から，脚ブロック，WPW症候群，心室肥大などによる心室内伝導障害がわかります．

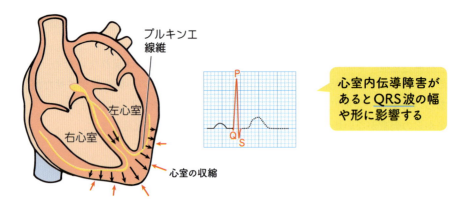

心室内伝導障害があるとQRS波の幅や形に影響する

ST部分

- QRS波の終わりからT波の始めまでを指し，心筋全体が興奮している時間です．
- 急性心筋梗塞などの急性冠症候群のように，心筋に傷害がある場合は，この部分が上昇または低下します．

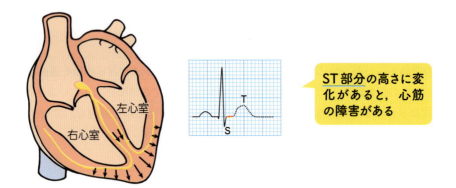

ST部分の高さに変化があると，心筋の障害がある

T波

- <u>興奮（収縮）した心室が拡張していること</u>を示しています．
- 心室肥大や心筋梗塞など，心室筋に異常がある場合や肺血栓塞栓症の場合，波形の山が逆向きになる陰性T波（冠性T波）として表れます．

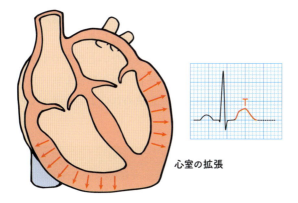

心室の拡張

T波は心室の拡張のサイン．次の収縮に備えている

U波

- T波と次のP波の間にみられることのある波形です．どういう意味をもつのか明確にされていません．

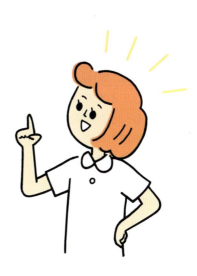

C　どのような患者に心電図を装着すればよいのか

- 心電図モニターの装着は，医師の指示があれば必須ですが，看護師の判断で実施する場合もあります．
- 本書の後半の各論（p.51～）で重症不整脈の項目がありますが，重症不整脈が常時出現している人は命の危険があるため，必ず心電図モニターを装着します．
- 不整脈の既往がある患者も，もちろん心電図モニターを装着したいところですが，病棟内の心電図モニターの数は限られています．そのため装着の優先順位を検討しなければなりません．ここでは，どのような視点で優先順位を決めればよいか考えてみましょう．

1　致死性の不整脈の既往がある

- 心室性の不整脈は，致死性であることが多く十分な注意が必要です．
- たとえば心室期外収縮（PVC：premature ventricular contraction，p.59を参照）は健康成人でも出現しますが（p.62，「Lown分類」を参照），その回数が多い場合や多源性心室期外収縮（2種類以上のQRS波形の心室期外収縮を認めるもの）の場合は，致死性不整脈である心室頻拍（VT：ventricular tachycardia，p.68を参照）に移行しやすく危険ですので，早期発見と早期対応ができるように，心電図モニターの優先的な装着が推奨されます．

2　頻脈や徐脈がある

- 成人の場合，洞結節からの刺激で発生する正常の脈拍数は60～80回/分です．脈拍が100回/分以上を「頻脈」，50回/分を「徐脈」といいます．
- 頻脈や徐脈の原因として不整脈はありますが，正常洞調律で頻脈の場合は歩行後という可能性もありますし，また睡眠で徐脈になる患者もいます．そのため，頻脈や徐脈だけを理由として心電図モニターを装着する根拠にはなりにくいかもしれません．ただし，頻脈は脱水や疼痛，徐脈は低酸素といった病的理由があるかもしれず，全身状態のアセスメントを含めて，心電図モニター装着の必要性を検討します．
- 正常洞調律ではない頻脈や徐脈の場合は，心電図モニターによるモニタリングが必要です．臨床的によくみかける頻脈性の不整脈としては，発作性心房細動（PAF：paroxysmal atrial fibrillation，p.118を参照）や発作性上室頻拍（PSVT：paroxysmal supraventricular tachycardia，p.122を参照），徐脈性の不整脈としては，房室ブロック，洞不全症候群などがあり，治療対象であるだけでなく合併症を起こしうる不整脈です．

3 心房性の不整脈の既往がある

- 臨床的によくみかける不整脈として心房細動（AF：atrial fibrillation，p.118を参照）があります．
- AFは心拍出量が20%程度低下し治療対象の不整脈ではありますが，すぐに日常生活に大きな影響を与えることはありません．しかし，心不全になりやすい，血栓ができやすいといった合併症を引き起こすリスクがありますので，心電図モニターによるモニタリングが必要です．
- 「3．頻脈や徐脈がある」の項でも述べましたが，発作性心房細動（PAF）は頻脈かつ心房細動ですので，もともと心拍出量が少ないうえに頻脈になると，拍出量が低下すると同時に，血栓が臓器へ飛ぶリスクも高まります．
- PAFは，脱水などの身体的理由のほか，吸引などの刺激でも起こる場合があるため，先を見越したリスクマネジメントの一環として，心電図モニターによるモニタリングをしておく必要があります．

4 ペースメーカーを使用中である

- ペースメーカーを使用中の患者は，既往に何らかの不整脈を有しているだけでなく，ペースメーカーの作動異常による重症不整脈を起こすリスクがありますので，心電図モニターによるモニタリングが必要です．
- ペースメーカー使用中の患者に心電図モニターを使用する場合は，初回装着時にペースメーカー使用中である設定にします．これにより心電図モニターがペースメーカーから出る刺激（センシング，ペーシング）を意図的に拾い，かつペーシング波形を不整脈と誤認することも少なくなります．

5 血清カリウム値が異常である

- 通常，血清カリウムの基準値は，3.7〜4.8 mEq/Lとされていますが，3.5 mEq/L以下を「低カリウム血症」，5.5 mEq/L以上を「高カリウム血症」といいます．
- 低カリウム血症ではT波の平坦化がみられ心室性の不整脈が起こりやすく，高カリウム血症ではテント状T波（p.44を参照）がみられます．
- 利尿薬を投与されている患者は，尿からのカリウム排泄が増大しているため低カリウム血症になりやすく，医師の指示により採血して血清カリウム値を確認します．

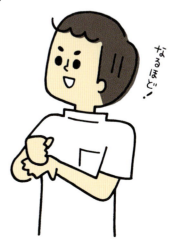

第2章 心電図モニターと標準12誘導心電図

A 心電図モニターと標準12誘導心電図の共通点と違い

1 心電図モニターの特徴

- 心電図モニターは，少ない電極（通常3点）と送信機を接続し，患者の心電図を継続的に観察することができます．

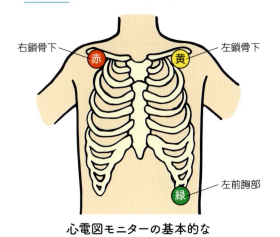

心電図モニターの基本的な
電極の貼りかた

心電図モニターの送信機
写真提供：フクダ電子（心電・呼吸SpO₂送信機 LX-8300）

- 一度に観察できる波形は1波形ですが，電極の装着部位や誘導を変更することで，患者の観察に必要な波形を選択することができます．基本的には3つの波形が選択可能です．

● 心電図モニターには，患者1人の波形を監視するベッドサイドモニターと，多くの患者の波形を同時に観察することができるセントラルモニターがあります．

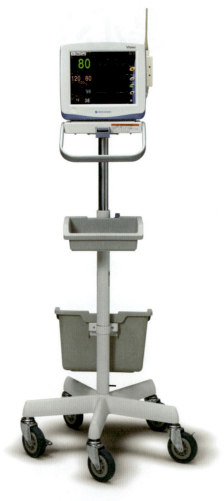

セントラルモニター

写真提供：フクダ電子（セントラルモニタDS-7700システム）

ベッドサイドモニター

写真提供：日本光電（ベッドサイドモニタPVM-2703）

2　標準12誘導心電図の特徴

- 標準12誘導心電図は，両上下肢（4ヵ所）と胸部6ヵ所の合計10ヵ所に電極を装着し，患者の心電図を観察します．
- 標準12誘導心電図で一度に観察できる波形は，肢誘導6波形，胸部誘導6波形，合わせて12波形です．表示誘導数を3，6，12波形と切り替えることができます．
- 心電図で得られる情報量が多くなれば，より詳しい不整脈や心筋障害などがわかるようになります．
- 標準12誘導心電図は，一度に患者1人の波形しか観察できません．

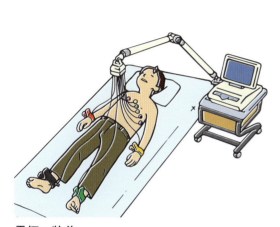

電極の装着

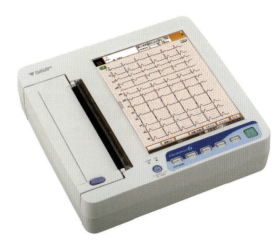

標準12誘導心電図

写真提供：フクダ電子（解析付心電計FCP-8600）

3　心電図モニターと標準12誘導心電図の共通点

- 電極を装着して心筋の活動電位の変化を測定できます．

4　心電図モニターと標準12誘導心電図の異なる点

- 装着する電極数が違い，観察できる波形の数も異なります．
- 心電図モニターは，送信機を使用することで活動に制限がなく継続した観察が可能です．
- 標準12誘導心電図は，一度に多くの波形を観察できるため詳細な診断が可能です．ただし，標準12誘導心電図は，基本的に安静臥床で測定する必要があり，継続した観察は困難です．

B 心電図モニターと標準12誘導心電図はどんな患者に必要か

- 心電図モニターと標準12誘導心電図の使い分けは，2つの違いが何かを考えることがポイントになります．先ほどあげた違いを見直してみましょう．
- この違いから何が可能かを考えると，心電図モニターは，心拍数や不整脈，電解質異常の継続した監視が可能で，標準12誘導心電図は，詳細な心筋の異常，不整脈，虚血性心疾患の診断が可能なことがわかります．

心電図モニターと標準12誘導心電図の使用目的の違い

心電図モニター	標準12誘導心電図
・不整脈出現の有無 ・狭心発作出現の有無 ・心臓リハビリテーション時の観察 ・ペースメーカーの作動状況の観察 ・術中・術後の循環動態の観察 ・電解質異常の観察　など	・不整脈の診断 ・胸痛出現時の診断と領域の確認 ・冠動脈形成術後のフォローアップ ・術前検査 ・健康診断　など

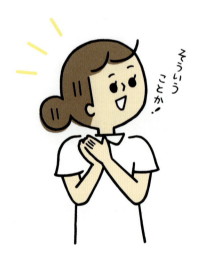

そういうことか！

1 心電図モニターはどんな患者に必要か

- 心電図モニターの一番のポイントは，継続して測定が可能という点です．
- 心電図モニターでは，心拍数の変化や不整脈出現の有無を24時間監視可能で，その特徴を活かすと，いろいろな状況で有用です．

致死性不整脈や狭心発作の患者

- 循環器疾患の患者では，心電図モニターで致死的不整脈や狭心発作の早期発見による対処が可能です．
- 致死的不整脈や狭心発作は，24時間どのようなタイミングで出現するかわかりません．また，患者が症状を自覚し訴えられる場合には対処が可能ですが，症状を自覚せず訴えられない場合には対処ができません．
- 患者が症状を自覚できない場合とは，たとえば入眠中，治療上鎮静が必要な場合（術中・術後，人工呼吸器装着時，補助循環装置の装着時など），意識障害がある場合などです．このような場合には，心電図モニターの波形を観察し，看護師が異常に気づき対処しなくてはなりません．

ペースメーカーを挿入している患者

- ペースメーカーを挿入している患者では，心電図モニターによりペースメーカーの作動状況を継続して観察することができます．
- ペースメーカー挿入直後は，ペーシングリードの位置のずれや閾値の変化によって，ペースメーカーによる刺激がされている（ペーシングスパイクの有無によって判断）のに心筋が興奮していないペースメーカー不全（図）が起こりやすくなります．そのため，挿入直後は特に注意して，心電図モニターで観察する必要があります．

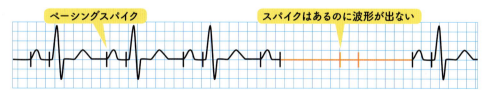

ペースメーカー不全（ペーシングフェラー）

循環器疾患以外の患者の適応

- 循環器疾患の患者以外でも心電図モニターは使用されます．とくに循環動態の変動が予測される周術期患者や，全身状態が悪化している重症患者です．
- 手術中・手術直後の患者や重症患者は，手術による侵襲や薬剤の使用により循環動態が変動しやすくなります．そのため，継続した循環動態の観察が必要であり，心電図モニターは不可欠となります．
- そのほかに，終末期を迎えている患者にも使用され，心拍数の観察が行われます．

2 標準12誘導心電図はどんな患者に必要か

- 標準12誘導心電図の一番のポイントは，波形を通して心臓を詳細に観察でき，ある程度の診断が可能という点です．
- 突然の頻脈や徐脈，胸痛などが出現した場合など，循環器系の異常の有無をアセスメントする場合に，標準12誘導心電図が活躍します．
- 循環器系の異常時のみでなく，健康診断や外科領域での術前の循環器疾患のスクリーニングのために標準12誘導心電図が行われることも多くあります．
- 上記の特徴から，標準12誘導心電図は循環器疾患患者に多く使用され，心筋の異常，不整脈，虚血性心疾患の診断などに用いられます．したがって，その後の治療方針の決定に大きく役立ちます．

狭心発作や心筋梗塞発症などの診断

- 循環器疾患患者が標準12誘導心電図を使用する多くの場面は，救急外来や病棟の虚血性心疾患患者が胸痛を訴えたときです．どちらの場面でも共通する目的は，狭心発作や心筋梗塞発症の有無といった冠動脈疾患を診断するということです．
- 冠動脈疾患の場合，虚血により心筋が障害されると，ST部分やT波が変化し，特徴的な心電図波形となります．しかし，心筋が障害されている場所でしか心電図波形は変化しないため，少ない誘導の心電図モニターでは，十分にその変化を観察できなかったり，変化を見落としてしまったりする場合があります．
- 標準12誘導心電図は，心臓を取り囲むようにモニタリングできるため，一目で心臓全体の心電図変化を観察し，虚血となっている部分を判別することができます．

異常な心電図変化がある場合

- 標準12誘導心電図で異常な心電図変化がある場合は，心臓超音波検査（心エコー）や血液検査の結果から総合的に判断し，最終的な治療方針を決定します．
- 冠動脈形成術などの治療を行った場合には，その後の再梗塞の有無や程度を観察するために，継続的に標準12誘導心電図を実施します．その心電図変化の程度によっては，再度治療を行う場合や薬剤の投与が検討されます．

心機能の評価

- 循環器疾患患者以外には，術前のスクリーニング検査や健康診断などで心機能の評価を行うために実施します．
- 標準12誘導心電図による検査結果によっては，心臓カテーテル検査や心臓超音波検査などを行い，より詳しく調べる場合もあります．

C 心電図モニターと標準12誘導心電図の装着

1 共通する看護師の役割

- 心電図を測定する看護師の役割は，正しい方法で心電図測定を行うことと，心電図波形を確認することです．
- 心電図波形の確認時には，緊急性の有無を判断し，必要に応じた対応と報告を行わなくてはなりません．
- これらの看護師の役割は，心電図モニターと標準12誘導心電図に共通する内容です．
- 心電図を正しく測定するためには，それぞれの電極を正しい位置に，正しく装着することが重要です．
- 心電図を測定しているときには，正しく波形が得られるように，患者に注意点を説明し理解を得る必要があります．
- 心電図波形を確認し，必要な対応を判断するときには，正常な心電図波形と比較し，どのような不整脈が出現しているのか判読しなくてはなりません．
- これらのことから心電図モニターと標準12誘導心電図，それぞれの看護師の役割と注意点について以下に説明します．

2 心電図モニターの装着

- 心電図モニターは，装着前に送信機の確認と，セントラルモニターの設定が必要です．
- 心電図モニターの手順は次のようになります．

心電図モニターの装着手順

①セントラルモニターの未使用画面に表示されているチャネル番号と同じ送信機を準備します．

②セントラルモニターの画面で患者名などを入力し入床操作をします（セントラルモニターには，複数の患者の心電図波形が表示されるため，患者名と波形を一致させる必要があります）．

・入床操作（セントラルモニターへ患者名や部屋番号を入力し，使用開始すること）の際，以前使用していた患者のデータが消去されていることを確認します（通常，入床操作時に履歴の消去確認が行われます）．

・患者名のほかに，入室している病室とベッド番号を入力すると，緊急時の対応がスムーズになります．

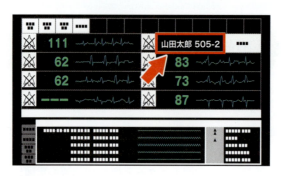

患者の山田太郎さんが，505号室の2のベッドに入院した場合の例

画面の患者名，病室，ベッド番号の入力

③送信機に電池が入っているか確認し，電源を入れ作動するか確認します．
④電極に電極シールを付けます．
⑤患者に心電図の装着の必要性と注意点を説明します．
⑥電極を装着したい部位にスキントラブルなどがないか確認し，皮脂や汚れを清拭して取り除きます．
⑦3つの電極を患者の左右の鎖骨下と左前胸部に装着します．電極の色は，一般的に赤，黄，緑の3色になります．

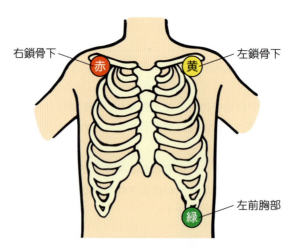

心電図モニターの基本的な電極の貼りかた

⑧電極装着後,リードを整理します(ほかに挿入物などがなければ,衣服の下側からリードを通します.点滴ルートや酸素チューブなどがある場合には,絡まないように注意します).送信機は,患者の衣服のポケットや携帯用の袋を準備し,ぶら下がって外れないように注意します.

⑨セントラルモニターに波形が正しく出ているか確認し,患者の疾患に合わせて,必要な誘導を選択して表示します.心電図上にノイズなどのアーチファクト(図)がある場合には,電極の位置などを調整します(表).

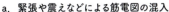
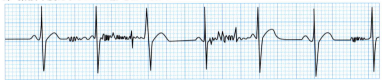
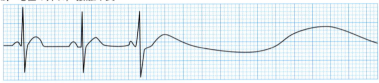
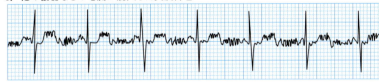

アーチファクト

アーチファクトの原因と対策

アーチファクト	原因	対策
基線の揺れ	体動や呼吸に伴う揺れ 電極の接着不良	・電極を横隔膜上や肋骨の間に貼付しない. ・電極のゼリーが乾燥していないか確認する.
交流障害	周囲の電気機器類	・周辺の電気機器の電源を切る. ・他の電気機器のコード類が絡まないように整理する. ・アースを使用する.
筋電図	体動時に患者の筋肉が動くことなどで起きる	・筋肉の動きが少ない部位へ電極を移動する. ・患者が震えるなどの原因があるときは,原因を取り除く. ・不随意運動などの可能性もあるため,ベッドサイドで観察する.

⑩医師から指示がある場合には，アラームの値を設定します．
⑪セントラルモニターのアラームが鳴った場合は，波形が正しく出ているか確認して対応します．
⑫不整脈が出現し詳細な判読が必要な場合には，標準12誘導心電図で波形を測定し，素早く再評価します．
⑬患者が胸痛を訴えた場合や，心電図モニター上で波形の変化を認める場合には，標準12誘導心電図で波形を測定し，以前の心電図波形とその変化を比較します．
⑭心電図モニターが不要になった場合は，患者に説明し電極を除去します．電極の装着部位は電極シールの粘着剤が残る場合があるので，清拭し取り除きます（装着中も適宜電極を外し清拭して，スキントラブルの有無を確認します）．
⑮セントラルモニターの履歴消去を医師に確認し実施します．
⑯終了後，送信機に破損や汚染がないか確認し，汚れを取り除いてから決められた場所に収納します．

心電図モニターの注意点

● 心電図モニターの注意点を以下にまとめました．

装着中の機器の設定	看護師の役割
・アラームの音量を下げない． ・セントラルモニターのアラーム設定を定期的に確認し調整する． ・装着後は，電池が切れていないか画面上で確認する． ・定期的（週に1〜2回）に電池を交換する．	・シャワー浴などで電極を外したときには，終了後，着け忘れのないように注意する． ・電極シールによるスキントラブルがないか確認し，定期的に貼りかえる． ・離床時には，送信機を病衣のポケットや専用の袋に入れて管理するように患者に伝える． ・不整脈の出現がないか，アラーム履歴や長時間，心電図の波形を適宜確認する．

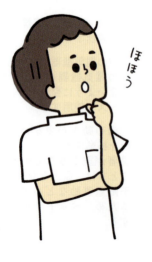

3 標準12誘導心電図の装着

● 標準12誘導心電図は，症状出現時に素早く電極を装着し，測定する必要があります．

標準12誘導心電図の装着手順

①患者のベッドサイドに，標準12誘導心電図の装置を素早く運びます．
②標準12誘導心電図の電源を入れ，必要時，患者情報を入力します．
③患者に標準12誘導心電図を測定することを説明し，カーテンなどで周囲から見えないようにプライバシー保護に配慮し胸部と肌を露出します．
④皮膚が汚れている場合は，清拭をして汚れを取り除きます．
⑤心電図の変化を見逃さないように，四肢（図），胸部（次ページ）に素早く電極を装着します．

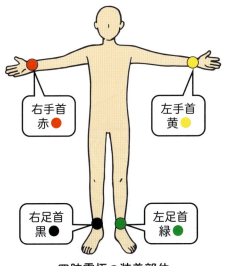

四肢電極の装着部位

⑥患者にリラックスするように伝えて測定を開始します．
⑦測定後，波形が正しく記録されているか，装着場所に誤りがないか確認し，問題がなければ電極をすべて外します（再度測定が必要になりそうな場合には，電極は外さずリードのみ外して掛け物で露出部をおおいます）．
⑧電極を外したら，電極についていた粘着剤の残りがないか確認し，必要であれば清拭し取り除きます．
⑨次に使用するときに素早く対応できるように，リードは絡まりがないよう，胸部と四肢で分けて整理します．

胸部電極の貼り方のポイント

- 正確な胸部誘導を得るためには，正しい位置に電極を貼ることが大切です．なぜなら電極を貼る位置が正しい位置からずれてしまうと，波形が変わるなど正確な標準12誘導心電図の情報が得られないからです．
- 胸部電極を貼る位置はわかっていても，いざ電極を貼ろうとすると，患者によって体型や骨格はさまざまであり，どこに貼ったらよいかの迷ってしまうことがあります．
- 正確に胸部電極を貼る位置を見つける重要なポイントは，まず第2肋間を見つけることです．

1) まず第2肋間を見つける

- 第2肋間を見つける方法はいくつかあります．1つは鎖骨の下のくぼみを第1肋間とし，数えていく方法です．この方法は，一般的ではありますが，体型によっては鎖骨がわかりにくかったり，鎖骨と第1肋間が重なってしまっていたりするような場合に，うまくいかないことがあります．

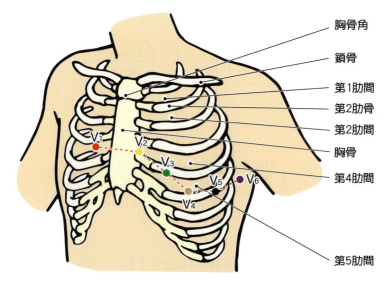

誘導	電極の位置	電極の色	電極を貼る順番
V_1	第四肋間の胸骨右縁	赤	1
V_2	第四肋間の胸骨左縁	黄	2
V_3	V_2とV_4の間	緑	4
V_4	左第五肋間で鎖骨中央線の交点	茶	3
V_5	左前腋窩線上でV_4と同じ高さ	黒	5
V_6	左中腋窩線上でV_4と同じ高さ	紫	6

標準12誘導心電図の胸部電極の位置と貼る順番

- 第2肋間が見つけにくい場合には，胸骨角を目印に第2肋間を探します．胸骨角とは，胸骨にある出っ張りのことで，解剖上は胸骨柄と胸骨体のつながる部分になります．
- 胸骨角の探しかたは，鎖骨の間から胸骨を下の方に向かってなぞっていき，最初に触れた突起が胸骨角です．
- 通常，胸骨角付近に第2肋骨が付着するので，胸骨角の斜め下に触れるくぼみが第2肋間になります．

2）次に第4肋間から電極を貼る

- 第2肋間から数えて，第4肋間を見つけます．
- 電極は，左から赤・黄・緑・茶・黒・紫の順番で貼ります．語呂合わせなど自分がわかりやすい方法でこの順番を覚えておきましょう（筆者は「せきぐちくん」と覚えています）．
- 第4肋間を見つけたら，まず胸骨の両脇の第4肋間に赤（V_1），黄（V_2）の電極を貼ります．次に第5肋間と左鎖骨の真ん中（左鎖骨中線）が交わる場所に茶（V_4）の電極を貼ります．
- 黄と茶のちょうど中間が緑（V_3）の電極を貼る位置となるため，先に茶（V_4）の電極を貼るのがコツです．
- 茶（V_4）の電極と同じ高さで，左腕の前腋窩線と交わるところに黒（V_5），中腋窩線と交わるところに紫（V_6）を貼ります（p.24，「標準12誘導心電図の注意点」を参照）．

3）そして素早く正確に測定する

①普段から準備しておく

- 標準12誘導心電図が必要な場面は，胸痛発作が起きている場合など緊急であることが多いと思います．その際に，少しでも早く患者の心電図の情報を収集するため，「早く，正確に」電極を貼り，標準12誘導心電図をとることが必要になります．
- 循環器病棟や集中治療室以外の病棟では，標準12誘導心電図を使う機会が少ないため，電極を貼る位置に自信がない，標準12誘導心電図がうまく読めないというスタッフも多いと思います．いざというときのため，わからないことは先輩看護師に教えてもらいましょう．また，定期的に勉強会や講習会などに参加したり，スタッフどうしで電極を貼る位置を確認しておくことも大切です．
- 正確な心電図評価のためには，新人，ベテランを問わず，すべてのスタッフが正確に標準12誘導心電図をとれるようにしておくことが重要です．
- 異常を発見する最大のコツは，正常をよく理解しておくことです．そのため，日ごろから正常な標準12誘導心電図の読み方に慣れておく必要があります．
- 心電図モニターに比べ，標準12誘導心電図を見る機会は少ないと思います．そのため正常な標準12誘導心電図を印刷し常に持っていると，いざというときに役に立ちます（p.41を参照）．

②心電図に異常を見つけたら

- 標準12誘導心電図で異常を発見した場合には，すぐに医師へ報告します．

- 自分で判断ができない場合には，必ず先輩看護師に確認してもらいます．
- 異常の報告の際に重要なことは，正常な心電図と比較して「どの誘導で」「心電図波形のどの部分が」「どのように変化しているのか」をきちんと伝えることです．
- 過去に，その患者が標準12誘導心電図をとっているのであれば，その波形と比較することも大切です．なぜなら，年齢や既往によって心電図は変化するからです．
- 今見ている心電図の波形の変化や異常な波形が，「今」起きている変化なのか，「もともと」の患者特有の心電図波形なのかを判断するために，正常な心電図波形とだけでなく，その患者の過去の心電図と比較することも大切です．
- たとえば過去に急性心筋梗塞を発症したことのある患者では，入院時から異常Q波を認めることがあります．入院時からⅠ度房室ブロックの波形であったり，心房細動であったりと，個人によって心電図の波形はさまざまです．

標準12誘導心電図の注意点

- 標準12誘導心電図の注意点を以下にまとめました（p.22,「胸部電極の貼り方のポイント」を参照）．

標準12誘導心電図の注意点

> ・標準12誘導心電図を使用していないときには，コンセントを接続し充電しておく．
> ・記録用紙や電極が不足していないか，定期的に確認し補充する．
> ・測定が複数回に及ぶ場合は，胸部誘導部位をマーキングし，同じ部位に素早く電極を貼れるようにしておく．
> ・心電図波形を判読する場合には，以前に測定したものがあれば，比較して判読する．

＊

- 心電図モニターと標準12誘導心電図では，準備段階，測定時，管理方法などに違いがあるため，看護師の役割にも少し違いがあります．

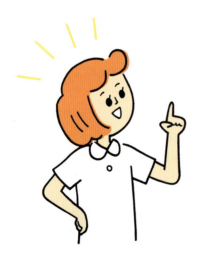

D 心電図の誘導方法

1 双極誘導

- 2点の電極をつなぐことで心電図を記録する方法を双極誘導と呼びます．
- 双極誘導は，1つの電極でマイナス電極とプラス電極の役割を担っています．この原理を用いて，右手，左手，左足の3点に電極を装着し，それぞれを線で結ぶと3つの双極誘導心電図を記録することができます．これが心電図波形の，Ⅰ誘導，Ⅱ誘導，Ⅲ誘導になります．
- 双極誘導の原理として用いられたのが，アイントーベンの三角形です．

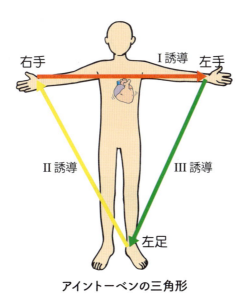

アイントーベンの三角形

2　単極誘導

- 双極誘導での3点の電極の中心部に不関電極という基点を設定します．その基点とそれぞれの電極間での電位を記録すると3つの単極誘導心電図を記録することができます．これが心電図波形のaV_R，aV_L，aV_F誘導になります．

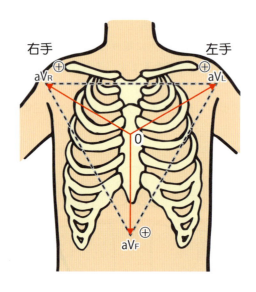

3　双極肢誘導，単極肢誘導，胸部誘導

- アイントーベンの三角形の原理を用いて3つの電極を装着すると，3つの双極誘導と3つの単極誘導を記録することができ，合計6つの波形が観察可能となります．
- 電極を四肢に取りつけるため，双極誘導と単極誘導は，それぞれ**双極肢誘導**と**単極肢誘導**と呼ばれます．
- 単極肢誘導で設定した不関電極と，胸部に装着したそれぞれの電極間での電位を記録すると，別の単極誘導心電図を記録できます．これらが標準12誘導心電図の胸部誘導心電図のV_1〜V_6誘導になります．
- 胸部誘導心電図は，肢誘導で設定される不関電極がなければ記録できないため，注意が必要です．

E 心電図モニターの3点誘導と5点誘導

1 3点誘導と5点誘導の違い

- 心電図モニターは，通常3ヵ所に電極を装着する3点誘導を使用して心電図波形を確認します．そのほかに電極を5ヵ所に装着する5点誘導があります．

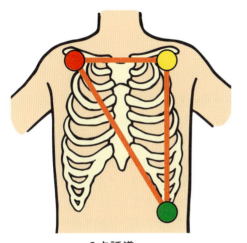

3点誘導
- 右鎖骨下：赤
- 左鎖骨下：黄
- 左肋骨下縁：緑

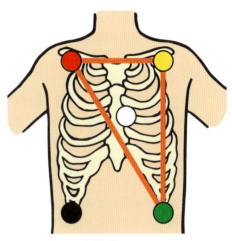

5点誘導
- 右鎖骨下：赤
- 左鎖骨下：黄
- 左肋骨下縁：緑
- 左胸部中央：白
- 右肋骨下縁：黒

2 5点誘導の特徴

- 5点誘導では，標準の四肢誘導と同様に，双極肢誘導（Ⅰ誘導，Ⅱ誘導，Ⅲ誘導），単極肢誘導（aV_R，aV_L，aV_F）の波形を観察することができます（p.25，「アイントーベンの三角形」を参照）．
- さらに胸部用の電極（上図「5点誘導」白い電極）があるため，電極を貼り付けた胸部誘導部位の胸部誘導波形（V_1〜V_6のいずれか）を観察することができます（p.25，「アイントーベンの三角形」を参照）．
- 胸部誘導部位は，患者の状態に合わせ，不整脈の観察が目的であればP波を検出しやすいV_1，心筋虚血の観察が目的であればST変化が検出しやすいV_5，V_6を選択します．
- 5点誘導は，3点誘導に比べると選択できる波形数と同時にモニタリングできる波形数も増えます．そのため，患者の状態に合わせてより詳しく観察することが可能です．
- 病態に合わせた波形の選択によって，心電図モニターと標準12誘導心電図の利点を活かした利用が可能となります．

F   心電図モニターの管理上の注意点

1   セントラルモニター（無線式）とベッドサイドモニター（有線式）

- 心電図モニターには，送信機を使用しセントラルモニターとつなげる無線式と，コードを直接接続しベッドサイドモニターを使用する有線式の2つがあります．
- 観察できる波形は装着する電極数で決定するため，無線式と有線式で観察できる波形に違いはありません．
- 心電図以外に血圧や酸素飽和度も観察できる機種があります．
- セントラルモニター（無線式）とベッドサイドモニター（有線式）の使い分けは，患者の状態によってされます．
- ベッドサイドモニターは，通常，病状が重篤な患者に使用されます．イメージしやすい状況例は，集中治療室や一般病棟で重症個室に入室している患者です．
- 重症の患者は，体位変換や保清行為などの看護ケアでも循環動態が変動する可能性が高いため，モニター画面を観察しながら看護ケアを行う必要があります．
- セントラルモニターは，患者それぞれに無線式の送信機を装着してもらい，ナースステーションで複数の患者の波形を同時に観察することができます．
- 一般病棟でベッドサイドモニターを使用する場合には，セントラルモニターと連動させ病棟でも確認できるように設定します（つねに重篤な患者のベッドサイドに看護師がいられないため）．

2 ベッドサイドモニター（有線式）の特徴と注意点

- 血圧や酸素飽和度などをベッドサイドモニターで同時に観察する場合には，コード類が多くなります．また重症患者は，酸素送気，輸液投与，ドレーン挿入など，身体につながれるルート類が多くなります．

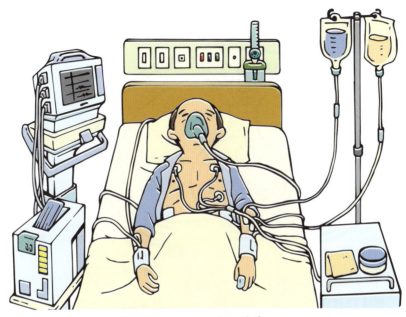

ベッドサイドモニター使用時にはルート類に注意

- モニターコードやルート類を整理しなければ，電極が外れたり，ルート類の誤抜去につながるため注意が必要です．
- ベッドサイドモニターは，画面をそのまま観察できるだけでなく，多くの機種では同時にセントラルモニターへ送信することも可能です．そのため送信機使用時と同様に，セントラルモニターへ患者名や部屋番号を入力し，使用を開始します（入床操作）．
- ベッドサイドモニターはバッテリー駆動の機能もあるため，検査室への移動時なども継続して観察が可能です．そのためベッドサイドモニターの使用時は，必ずコンセントを接続してバッテリーの充電をしながら使用します．

G 標準12誘導心電図の各誘導の観察部分

- V₁誘導は右室側から心臓をみる誘導，V₂誘導は右室と左室前壁をみる誘導，V₃誘導は心室中隔と心室前壁をみる誘導，V₄誘導は心室中隔と左室前壁をみる誘導，V₅誘導は左室前壁と左室側壁をみる誘導，V₆誘導は左室側壁をみる誘導となります．

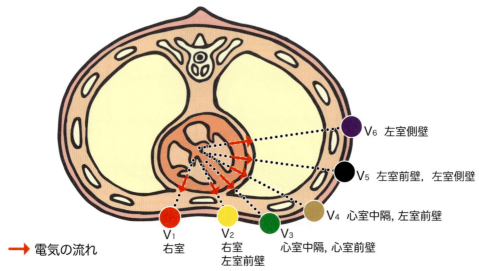

標準12誘導心電図の電極の位置とそれに対する心臓の部位

- 各誘導によって心臓の変化を観察する部分が違うため，心電図の変化から虚血などの障害が起きている心筋や冠動脈が推測できます．

第3章 心電図の見かたの基本

A 心電図を見るための基礎知識

1 心電図の波形の理解

- 心拍数を測るときには，R波を基準にするとわかりやすくなります．
- P波の始まりと次のP波の始まりをつないだ直線を基線といいます．

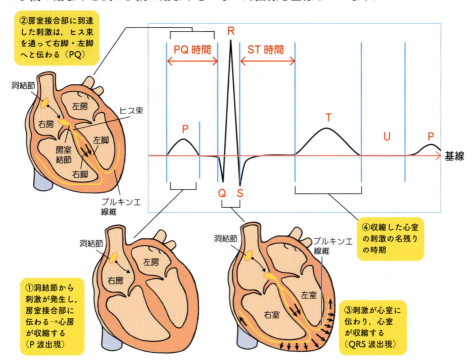

- 心臓の電気刺激を見ている場所（誘導）に，刺激（電気）が向かってくるときに上向きの波形になり，刺激（電気）が遠ざかっていくときに下向きの波形になります．
- 房室接合部，ヒス束近くから刺激が出ると，QRS幅はほぼ正常です．
- 左右脚以下から刺激が出ると，QRS幅は広くなります．

2 目盛りとマス

- 心電図は「目盛り」と「マス」を活用して判読します．
- 心電図の方眼の1目盛りは1mmです．5目盛りごとに太い線があり，これを「1マス」といいます．

3 心電図を記録するときの条件：感度と紙送り速度

- 縦軸は電位を表し，これを感度といいます．横軸は紙送り速度を表します．
- 記録する条件が変わると1目盛りが表す値も変わってしまうため，下記の基本条件で記録するのが原則です．

〈基本条件〉
・感度（縦軸）10mm/mV：1mVの電流を10mmとして記録
・紙送り速度（横軸）25mm/s（秒）：1秒を25mmとして記録

- 判読するときは，まず基本条件で記録した心電図かどうかを確認します．

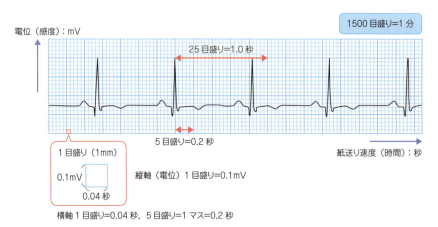

基本条件で記録した波形

- 感度は「×1/2」「×1」「×2」……と表示されていることがあります．この場合「10mm/1mV」を「×1」として考えます．

記録条件の見かた

- 心電図を記録した条件が変わると，1目盛りが表す値も変わってしまいます．そのため，心電図を判読するときは，先に記録用紙に記載されている記録条件—つまり，「紙送り速度」と「感度（電位）」を必ず確認します．

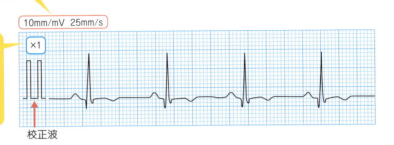

記録用紙に記載されている記録条件

感度が表示される．機種によっては校正波*が表示される

校正波

- 心電図モニターにリアルタイムに表示される波形の感度（縦軸）は変更することができますが，横軸の条件は25mm/秒で固定されています．
- 設定条件が変わることで重要な情報がマスクされ，見落としてしまうことがあるため注意が必要です．
- 心電図モニターでも，標準12誘導心電図でも，設定条件の考えかたは同じです．

波形が見えにくいときの裏ワザ設定

- 紙送り速度や感度（電位）の条件を変えることで，基本条件で記録した心電図では見えにくい部分を見やすくすることができます．
- 条件を変更して記録したときは，変更した心電図であることがわかるように明記しておくことが大切です．たとえば緊急時など，条件を確認しないで波形を見てしまった場合には，誤診などの重大な間違いにつながる可能性があります．

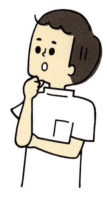

---

*校正波：1mVを入力したときに示す波高のことをいう．通常は10mm/mVに設定する．キャリブレーションともいう．

| Column | 心電図からの心拍数の測りかた |

心電図のうえでは，1分間＝60秒÷0.04秒＝1500目盛りのため，1500÷RR間隔の目盛り数＝心拍数で計算できます．

●心拍数の測りかたの例

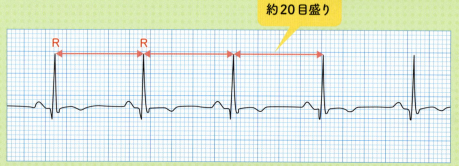

約20目盛り

1500÷20目盛り＝75
心拍数75回/分

4 普段から確認しておくとよいこと

- 生体情報モニターが，何倍の大きさでモニタリングされているのか，感度を確認する習慣をつけておきます．
- 確認ポイントは以下の3点になります．
  ①波形が小さすぎていないか？：P波やQRS波がはっきり見えているか．
  ②波形が大きすぎていないか？：大きすぎて波形が振り切っていないか（図）．
  ③感度は何倍か？

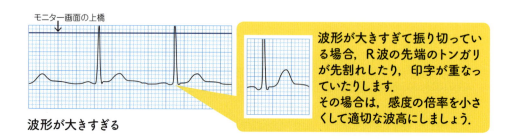

波形が大きすぎる

波形が大きすぎて振り切っている場合，R波の先端のトンガリが先割れしたり，印字が重なっていたりします．
その場合は，感度の倍率を小さくして適切な波高にしましょう．

B 心電図を見るための基本ステップ

読みたい波形を見つけたら

- 不整脈であれば心電図上のその部分を，リズムやST変化など波形全体を判読したい場合は，できるだけ基線（P波とP波を結んだ線）がまっすぐになっているところを心電図上に見つけ出し印刷します．
- 基本条件で記録されているかを確認します．
- 波形の前後の関係を見るために，5拍くらい連続した波形を一緒に判読します．
- ここでは，心電図の波形を判読する基本ステップを見ていきましょう．

1 ステップ1：全体のリズム（RR間隔）を見る

- 標準12誘導心電図においても，まずはRR間隔を測定し，心拍数を観察します．
- R波が見やすい誘導で確認します．
- 心拍数だけではなく，RR間隔が一定で乱れがないかどうかもあわせて確認します．

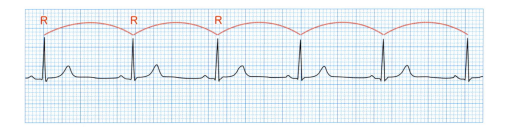

2 ステップ2：P波を見る

- P波がきちんとあるか，等間隔で出現しているかを確認します．
- P波は，Ⅱ誘導やV_1誘導での観察が適しています．
- P波は，肢誘導のⅠ，Ⅱ，aV_Fが陽性で，aV_Rで陰性が正常，胸部誘導ではV_2〜V_6で陽性が正常です（次ページ，Column「陰性（陰性波）と陽性（陽性波）」を参照）．
- 正常P波は，幅3mm（0.12秒）未満，高さ2.5mm未満です．

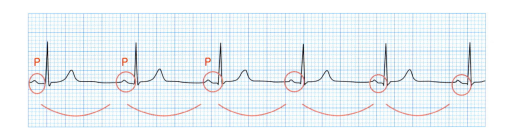

| Column | 陰性（陰性波）と陽性（陽性波） |

観察している誘導に近づいてくる刺激は，心電図上では上向きの波形として表示され，逆に遠ざかっていく刺激は，下向きに表示されます．

心電図での上向きの波形を陽性（陽性波）と呼び，下向きの波形を陰性（陰性波）と呼びます．

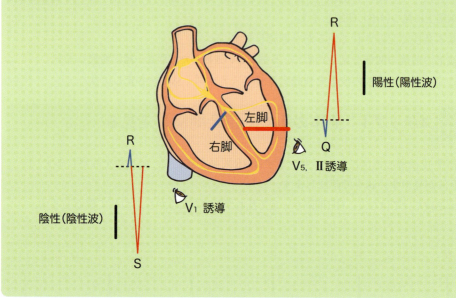

3 ステップ3：QRS波を見る

- QRS波を見るポイントも，正常と比べてどこが，どう違うかに注意して観察します．
- QRS波がきちんとあるか，等間隔で出現しているかを確認します．
- QRS時間の正常は，幅1.5mm（0.06秒）以上，2.5mm（0.10秒）未満です．
- QRS波の高さ（電位）で，肢誘導すべてのQRS波の上下の振幅の和が5mm以下の場合は「肢誘導の低電位」であり，胸部誘導すべてのQRS波の上下の振幅の和が10mm以下の場合は「胸部誘導の低電位」と判読します（Column「低電位」を参照）．

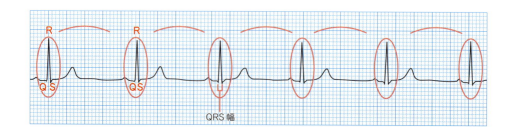

- 標準12誘導心電図のQRS波のR波は，V_1誘導からV_2誘導，V_3誘導と左側にいけば，いくほど高くなります．このことをR波の増高といい，正常な心電図でみられます．R波はV_5誘導で最も高くなります．
- R波の高さとS波の深さの比率をR/S比と呼び，一般的にV_3誘導でR波の高さとS波の深さが等しくなります．

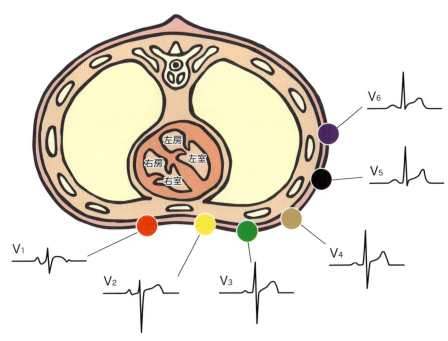

誘導が違えばQRS波の形も違う

Column 低電位

低電位とは，QRS波の高さ（振幅）が小さくなることです．
　心臓の電気的興奮，心臓の収縮力が弱い場合や，体内の水分貯留，肺気腫など肺に含まれる空気が増加したとき，肥満などで観察されます．

異常Q波

- 異常Q波とは，幅が1mm（0.04秒）以上，深さがR波の高さの1/4以上のQ波をいいます．
- 異常という言葉がついていますが，III誘導，aV_L誘導，V_1誘導で単独でみられる異常Q波は正常です．また，aV_R誘導ではQRS波が下向きであるため異常Q波とは呼びません．
- II誘導，aV_F誘導，V_2誘導以降で陰性のQ波を認めた場合に，異常Q波と判断します．
- 当然のことですが，誘導が違えばQRS波の形も違います．それぞれの誘導で，どの形が正常なQRS波の形なのかを，しっかり覚えておくことが重要です．

4　ステップ4：T波を見る

- T波は心筋の興奮からの回復時に生じる波形であり，収縮した心臓が弛緩し，戻るときに生じます．
- T波が同じ形で，一定間隔で出現しているかを観察します．
- T波は，通常aV_R誘導で陰性，I誘導，II誘導，V_2〜V_6誘導で陽性となります．
- T波の高さは12mm未満，幅は2.5mm（0.10秒）〜6.25mm（0.25秒）が正常です．
- Q波の始まりからT波の終わりまでの長さをQT時間といいます．この長さがRR間隔の1/2以下であればQT時間の延長はないと考えます．

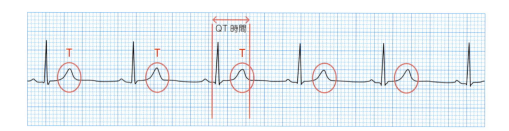

5　ステップ5：STを見る

- 連続するP波の立ち上がり部分を結んだ線を基線といい，STはこの基線と一致していることが正常です．

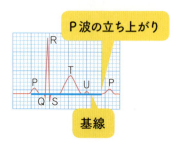

- 基線からSTが1mmでも上昇していたり，下降していたりした場合にはSTの異常を疑います．

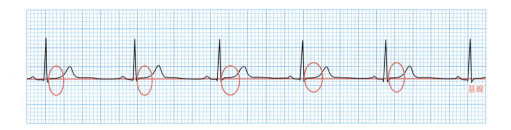

6 ステップ6：PQ時間（P波とQRS波の関係）を見る

- PQ時間は，心房の興奮の始まり（洞結節）から心室の興奮の始まり（房室結節）までの時間を表し，この時間を**房室伝導時間**といいます．
- PQ時間は3mm（0.12秒）以上，5mm（0.20秒）以下が正常です．

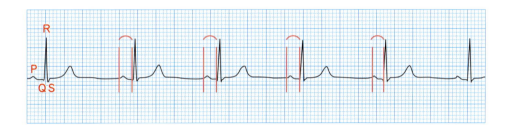

*

- 「第4章 不整脈各論」（p.51〜）では，実際にこれら基本ステップ1〜6を活用して，各ケースにどう対応し，どう看護ケアにつなげるかを紹介しています．ぜひご参照ください．

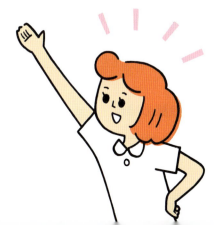

C 心電図の正常波形と異常波形

1 正常波形を知ろう

● 異常に気づくには，まず正常波形を知ることが必要です（図1）．

2 心電図のどこに異常があると，患者に何が起きていると考えられるのか？

● 心電図に現れる異常は，①不整脈，②心臓の状態（虚血など），③電解質異常の3つに大きく分けられます．
● 不整脈は，さらに刺激伝導系のスイッチのトラブルと電線のトラブルに分けて考えることができます．
● 心電図モニターでは1つの誘導（6つの四肢誘導：Ⅰ，Ⅱ，Ⅲ，aV$_R$，aV$_L$，aV$_F$から選択）をモニタリングしていることが大半です．
● 心電図モニターではモニタリングしている誘導が少ないため，標準12誘導心電図と比べると心臓の虚血変化はわかりにくく，心電図モニターでわかる異常は不整脈と電解質異常が主になります．

3 異常波形に気づこう

リズムの異常

1）リズムがバラバラで一定でない場合

● 心臓から全身へ駆出される血液量が一定でないことを表しています．
● 血液が充満する前に駆出のタイミングとなると，血圧低下などの症状を引き起こすことがあります．

2）頻脈の場合

● 血液が充満する前に駆出することを繰り返すため，血行動態に影響を及ぼします．
● 全速力で走り続けている状態になるため，心疾患のある人や高齢者など予備能力が低い場合は，心負荷の増大をきたします．心室頻拍などの重症不整脈を引き起こすことがあり，注意が必要です．

3）徐脈の場合

● 血液を駆出する回数が少ないため，循環血液量が少なくなります．

- 心臓や脳などの各臓器が虚血となることが考えられるため,失神発作や心電図のST変化などにも注意が必要です.
- 全身麻酔の手術後などの低体温でも起こり得ます.
- 相対的に高血圧を呈して循環を維持しようとする働きが起こる場合もあります.

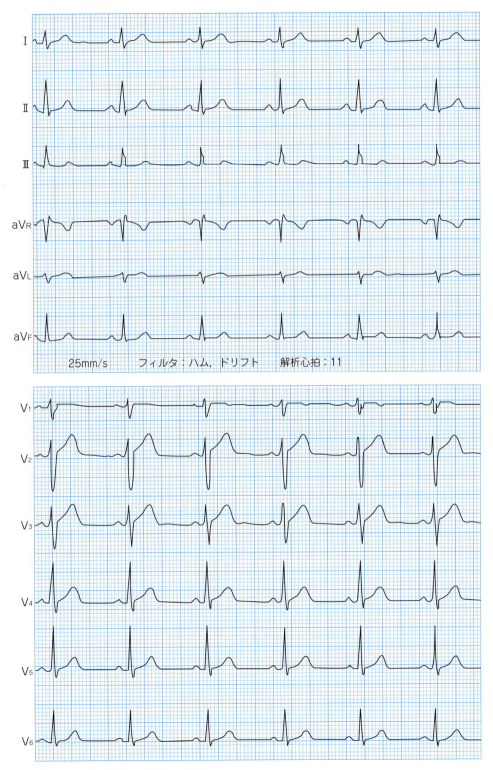

図1　正常な標準12誘導心電図波形

P波の異常

1）P波の形がおかしい場合

- P波は心房性の変化をとらえやすい部分です．
- 二峰性（2つの山がある）や幅や高さの大きなP波は心房負荷を表します．このようなP波の変化を認めたときは，心不全徴候もあわせて観察します．

2）P波がない，P波が少ない場合

- 洞結節から刺激が発せられていない，もしくは刺激発生機能が落ちている状態を表します．
- 心室の収縮を表すQRS波が出現しているかどうかが，緊急性を判断するポイントになります．
- 心房細動，心房粗動，房室接合部調律など，洞結節以外の場所から刺激が出現しても，以下に伝わっていれば心室は収縮し，ある程度の循環は保たれます．
- 不整脈の種類と原因により，緊急度と対処が変わってきます．急変を想定しておくことが必要です．

Column　モニタリングにII誘導が選択される理由：P波が見やすい

　刺激伝導系の流れは，右心房から始まり，心室中隔という隔たり（心筋）を通過して，心室へ伝わります．心臓は反時計回りの方向にやや傾いているため，電気の流れとしては，洞結節から始まり左斜め下方向へと流れる形になります．その通り道を最も近い形で反映しているのがII誘導となります．そのため，II誘導ではP波が見やすく，心電図モニタリングの場面で選択されることが多いのです．

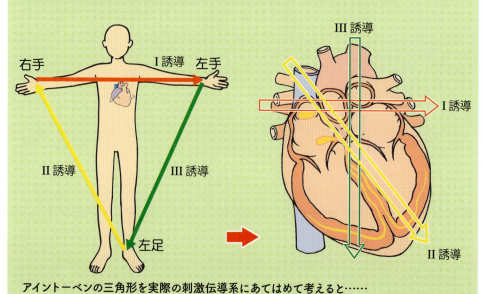

アイントーベンの三角形を実際の刺激伝導系にあてはめて考えると……

QRS波の異常

- QRS波の変化を見つけた場合には，どの誘導で変化しているかを観察することで，心筋や刺激伝導系の，どの部位に障害があるのかを判別することができます．それは治療や看護ケアを行ううえでの重要な情報になります．

1）QRS波がない，QRS波が少ない場合

- QRS波がないことは心室が収縮していないこと，つまり全身へ血液を駆出していない状況を表します．
- QRS波の数と患者の症状により緊急度が変わってきます．徐脈同様に，循環する血液量が不足すれば各臓器の虚血（臓器に血液が十分に行きわたらないこと）が起こります．
- 意識レベルに変化がない間は，脳の血流は維持できていると考えることができます．
- 心拍数（QRS波数）と患者の症状や状態を合わせて考えます．急変を想定しておくことが必要です．

2）QRS波の幅が広い

- 心室内の伝導に時間がかかっていることを表します．
- 先行するP波がある場合（PQ時間が正常），まずは脚ブロックや変更伝導＊が考えられます．脚ブロックは，心筋の障害により脱分極の伝播が阻害されるために，QRS波の幅が広くなったり，二峰性の形になったりします．突然の左脚ブロックは緊急性がありますが，それ以外は比較的緊急性は低いと考えます．
- 先行するP波がない場合（もしくはP波はあるが，PQ時間が極端に短い），単発であれば心室性の不整脈（PVCなど），頻発や連発の場合は心室頻拍が考えられ，緊急性が高まります．連発していて，さらに徐脈の場合は，すでに心室調律（心室がペースメーカーとなってつくり出されるリズム）と考えられ，緊急事態となります．

3）Q波が深い

- 異常Q波は，Q波が正常よりも深くなる波形であり，心筋梗塞の後にみられる特徴的な変化です．

＊ 変更電動：心房期外収縮が出現したときに，まだ不応期にある右脚の伝導がブロックされるために起こる．右脚ブロックの波形になる．不応期は左脚より右脚が長いため，右脚のみブロックされる．

T波の異常

- T波の異常は，重度の心肥大や心筋障害など，心臓の弛緩に問題がある場合に起こります．
- たとえば心筋梗塞後の陰性T波などが代表的なものです．これは正常心筋と虚血が起きた心筋で，活動電位に時間差ができるために生じます．

1）増高している場合（テント状T波）

- T波が増高している場合は，高カリウム血症を考えます．
- 心臓が興奮しやすくなっている可能性があり，心室性の不整脈の出現に注意が必要です．

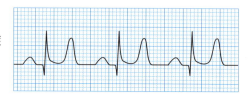

高カリウム血症
（テント状T波）

2）低下している場合（平坦なT波）

- T波が低下している場合は，低カリウム血症を表すことがあります．
- 心臓に活力がなく，これも心室性の不整脈を起こす可能性があり注意が必要です．

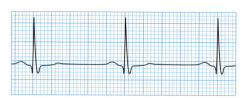

低カリウム血症
（平坦なT波）

3）T波の形が一定でない場合

- T波の上に，早期に出た次のP波が乗っていることがあります（心房期外収縮；PAC）．
- P波が乗った場所によって，不応期のためにそのP波がブロックされて，心室に伝わらない状態になります（非伝導性心房期外収縮；blocked PAC）．間延びしている部分を見つけたら，先行するT波の形を確認することで発見できます（p.160の図4を参照）．

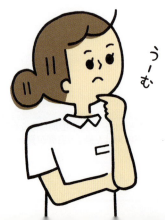

4）QT時間の延長（RR間隔の1/2以上）

- QT時間とは心室の電気的活動の持続時間を表します．QT時間は心拍数による影響を受けますが，ここがRR間隔の1/2以内であれば，QT時間は延長していないと考えられます．
- QT時間の延長（RR間隔の1/2以上）は，低カルシウム血症の可能性があります．

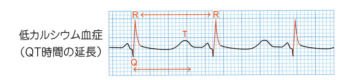

低カルシウム血症
（QT時間の延長）

- T波の時間も長くなっているため，心室期外収縮（PVC）が出現した場合に，T波に乗りやすく，R on Tからの心室頻拍を引き起こしやすい状態です．

> **ポイント**
>
> **血中カリウム，血中カルシウムの影響**
> - 血中のカリウム，カルシウムは，多くなると「興奮」へ，少なくなると「全身の活力低下」へと影響します．

STの異常

- ST部分の異常は，心臓の虚血性変化を表します．
- 心筋梗塞や狭心症が代表的な疾患です．
- STの異常を発見したら標準12誘導心電図を記録し，確認します．
- 右冠動脈（RCA）領域に心筋梗塞が起こると，下壁が障害されるために，Ⅱ誘導，Ⅲ誘導，aV_F誘導でSTが上昇します．
- 右冠動脈（RCA）領域の心筋梗塞では，刺激伝導系の栄養血管が障害されるために房室ブロックなどによる徐脈を呈することがあります．
- 左前下行枝（LAD）領域に心筋梗塞が起こると，前壁中隔が障害されるため，V_1〜V_4誘導でSTが上昇し，Ⅱ誘導，Ⅲ誘導，aV_F誘導でSTの低下がみられます．
- 左回旋枝（LCX）領域である心臓の側壁に心筋梗塞が起きた場合では，Ⅰ誘導，aV_L誘導，V_5誘導，V_6誘導でSTの上昇がみられます．
- 左前下行枝（LAD）と左回旋枝（LCX）が合流する左冠動脈主幹部（LMT）や左前下行枝（LAD）近位部に心筋梗塞が起こった場合，広範囲の前壁が障害され，前壁中隔と側壁両方の所見がみられるためⅠ誘導，aV_L誘導，V_1〜V_6誘導でSTが上昇します．まれに房室ブロックを合併することもあります．
- T波の増高や低下に引っ張られて変化し，STの異常として見えていることもあります．T波の形と合わせて判読します．

PQ時間の異常

- PQ時間は，心房から心室までの刺激伝導の時間，つまり「洞結節→房室結節→ヒス束→プルキンエ線維→固有心室筋」までの間の伝導で異常をきたしている場合に，その時間が長くなったり，短くなったりします．
- 本来のPQ時間は，ほぼ一定です．PQ時間が一定でない場合は，その波形のP波とQRS波の間に連動性がないことが考えられます．

1）長くなるもの

- PQ時間が長くなるものとしては，Ⅰ度房室ブロックやⅡ度房室ブロック（ウェンケバッハ型）があります．これは房室伝導の遅延が原因です．
- Ⅰ度房室ブロックやⅡ度房室ブロック（ウェンケバッハ型）は，循環動態が安定していれば治療を必要としない場合もありますが，Ⅱ度房室ブロック（ウェンケバッハ型）であっても循環動態が不安定な場合，Ⅱ度房室ブロック（モビッツⅡ型）や完全房室ブロックへ移行した場合には，薬剤投与や一時的ペーシングが必要になるため注意して観察します．

2）短くなるもの

- PQ時間が短くなるものとしては，WPW（Wolf-Parkinson-White）症候群があります．
- WPW症候群では，心房と心室の間にケント束と呼ばれる副伝導路があります（次ページ，Column「ケント束とデルタ波」を参照）．
- 通常，刺激伝導系では「洞結節→房室結節→ヒス束→プルキンエ線維（右脚・左脚）」と刺激が伝わりますが，ケント束があると「洞結節→ケント束→プルキンエ線維（左脚）」とショートカットして刺激が伝わるため，PQ時間が短くなります．
- WPW症候群の心電図の特徴としてP波直後からQRS波にかけて，ゆるやかな傾斜となるデルタ波を生じます．
- PQ時間の短縮，デルタ波がみられた場合にはWPW症候群を疑います．
- WPW症候群は，突然の頻脈発作〔AVRT（房室リエントリー頻拍）〕を引き起こし，失神する可能性もあるため，頻拍発作がないかどうかをよく観察し，発作時は薬剤投与などを行い対応します．

> **Column** ケント束とデルタ波

ケント束とは，WPW症候群の原因となる心房と心室の間にある副伝導路です．

ケント束を通ると，心室が通常の刺激伝導系で刺激が伝わるよりも早く興奮するため，デルタ波と呼ばれる特有の三角形の波形がＰ波の後に出現します．

ちなみにデルタ（Δ）とは，ギリシャ語の第４字母であり，その形から三角形を表す言葉として使われています．

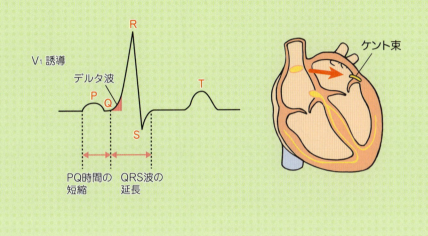

4 異常を見つけたときの対処

- 標準12誘導心電図でST変化を認めた場合には，胸部症状やバイタルサインなどの観察を行うとともに，すぐに医師へ報告します．
- 標準12誘導心電図の変化から，急性心筋梗塞や不安定狭心症が疑われる場合には，緊急の心臓カテーテル検査，経皮的冠動脈インターベンション（PCI）に備えた準備が必要になります．
- 「おかしいと感じたときには標準12誘導心電図をとってみる」という習慣を身につけておきます（次ページ図）．

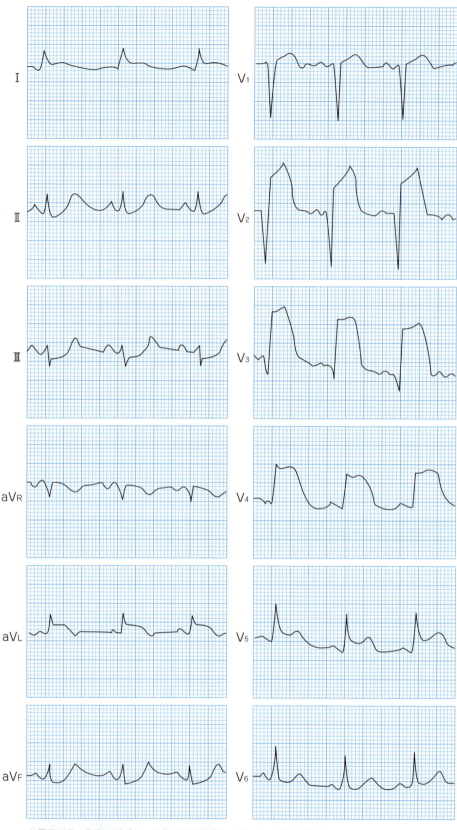

心電図所見：異常Q波（$V_1 - V_3$），ST上昇（$V_1 - V_5$, I, aVL）を認める．

図　急性心筋梗塞〔前壁中隔（左前下行枝）〕の標準12誘導心電図

D 不整脈と心拍出量の関係

- 不整脈と心拍出量には，とても密接な関係があります．まず大切なことは，心臓の心房と心室は，同時に収縮しているわけではなく，実はわずかな時間差をもって収縮しているということです．
- 心房と心室の収縮は，心電図のP波とQRS波の関係からもわかります．先にも述べているように，P波は心房の収縮を，QRS波は心室の収縮を表しています．つまり，心臓は心房が収縮し，そのすぐ後に心室が収縮しているのです．
- 心房と心室は，なぜ時間差で収縮しているのでしょうか．下のバケツリレーの図を見てください．この図では前の人がバケツの中の水を水道から受け取り，次の人のバケツの中へ水をわたします．心臓でも同じようなことが起きています．全身から心房の中に血液が送られ，その血液が肺を経由し心室へ送られます．そして心室が全身へ血液を送るのです．
- バケツリレーでは，バケツの中の水がいっぱいの状態になったときにわたすほうが，効率的にたくさんの水を次のバケツへ送ることができます．つまり心臓でも適切なタイミングで，そして時間差で心房や心室が収縮することにより，心臓の各部屋の中に十分に充満した血液を送り出すことができるため，最大限の心拍出量を得ることができます．

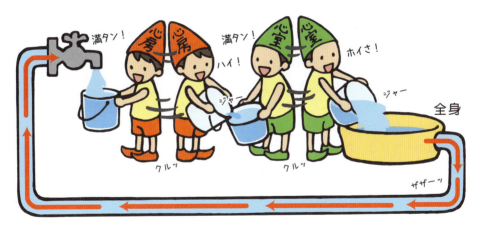

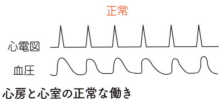

心房と心室の正常な働き

- これが不整脈のときにはどうなるでしょうか．同じようにバケツリレーの図を参考に考えてみましょう．
- **期外収縮**では，突然今までとは違うタイミングで隣へ水（血液）を渡そうとします．そのためバケツ（心房もしくは心室）の中は十分に水（血液）で満たされていない状態なので心拍出量は少なくなり，結果として血圧が低下します．

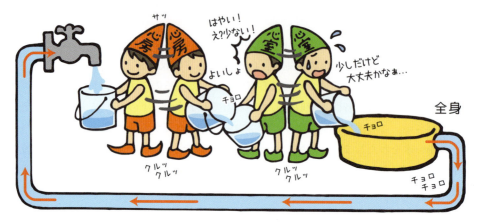

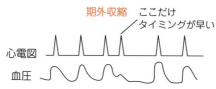

期外収縮における心房と心室の働き

- **頻脈**では，隣のバケツへ水（血液）を送るタイミングが早いため，十分にバケツ（心房もしくは心室）に水を満たさないまま次へ送ることになります．これも心拍出量が低下し，血圧が低下する原因となります．
- **徐脈**では，バケツ（心房もしくは心室）の中は十分な水（血液）を満たしますが，送る回数が少ないため，心拍出量は低下します．
- 不整脈のときには，このような理由で血圧が変動することがあるため，十分な観察が必要になるのです．

第4章 不整脈各論

心静止（asystole）

超緊急事態の波形

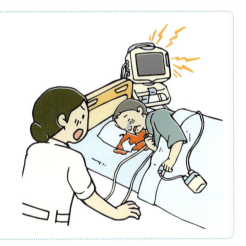

Aさん，74歳，男性．胃部不快と少量の吐血を訴え，本日入院となった．
入院時採血で軽度の貧血があり，血圧が普段より低く，軽度の動悸を訴えていたため，心電図モニターを装着し経過観察していた．入院後，吐血はなかったが，胃部不快の訴えは続いていた．
消灯後，モニターアラームが鳴り，心静止（asystole）＊を表示しており，病室にいくと大量に吐血していた．

不整脈に「気づく」

- 患者の血圧が低下，脈拍数が増加していたことに着目します．
- 症状の有無：動悸の有無，眩暈の有無，胃部不快の有無，意識レベル低下の有無．
- バイタルサインの変化
  ・血圧→消失，脈拍数→消失（心臓の収縮活動がないため測定できない）

＊ 心静止（asystole）：電気的活動がない状態を心静止という．心停止（cardiac arrest）は，心静止を含め，無脈性電気活動（PEA），心室細動（VF），無脈性心室頻拍（pulseless VT）のことをいう．

51

- 呼吸→停止（有効な心拍動がなく脳が虚血状態となり呼吸停止となる）
- 意識レベル→消失（心臓の収縮活動がないことで脳が虚血状態になるため）

> ■ 観察のポイント
> - 患者の胃部不快，吐血，貧血所見から，今後も吐血を繰り返すことを予測します．
> - バイタルサインでは，低血圧，頻脈があり，循環血液量が減少していることが予測されます．その結果，吐血を繰り返すことにより，さらに循環血液量が減少しショック*状態に陥る可能性があることを考え，モニター画面で観察します．
> - ショック状態に陥ると，頻脈，徐脈，不整脈などに移行し，心停止に至るため，モニター画面の観察と同時に，バイタルサインや意識レベルの変化に注意が必要です．

波形を「判断する」

- 心静止の波形の特徴は，モニター画面上に，P波，QRS波などがなく，基線のみ表示されます．これは心臓の活動電位がない状態です．

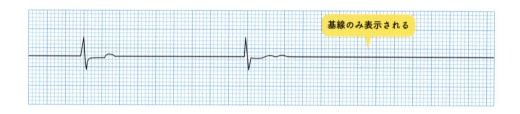

基線のみ表示される

- 心静止は心臓が完全に停止している状態です．心臓が停止しているため，全身への血液循環が停止しています．

> ■ この不整脈の原因
> - 心静止の原因は，急性心筋梗塞，大量出血，電解質異常，不整脈などいろいろな疾患や病態があります．

観察のステップ

ステップ1：全体のリズムを見る
⇒ 波形はなく周期性はない

ステップ2：P波を見る
⇒ P波はない

ステップ3：QRS波を見る
⇒ QRS波はない

ステップ4：T波を見る
⇒ T波はない

＊ショック：血圧が低下し，末梢組織に有効な血流量が確保されず，臓器や組織の生理機能が障害された状態．ショックは，「循環血液量減少性ショック」「心原性ショック」「心外閉塞・拘束性ショック」「血液分布異常性ショック」の大きく4つに分けられる．

> ステップ5：STを見る

⇒ STはない

> ステップ6：PQ時間を見る

⇒ PQはない

しかるべき「行動をする」

A　報告の緊急度

心静止は「循環動態が停止している」ことを意味するため，超緊急事態な波形です．発見したら，ただちに医師に報告します．

B　報告の方法

I：看護師の○○です．
S：Aさんが心静止です
B：心電図モニターは心静止波形で，大量吐血があり，反応もありません．
A：吐血による循環血液量減少性ショックだと考えます．
R：すぐにきてください．心肺蘇生を開始します．末梢静脈路の確保はしますか？
C：心肺蘇生を開始して，末梢静脈路の確保をします．

I (identify)：報告者の同定，S (situation)：患者の状態，B (background)：臨床経過，A (assessment)：状況の評価・判断，R (recommendation)：具体的な提言・要請，C (confirm)：指示受け内容の復唱確認．

Column　なぜ，「ISBARC」に沿って報告するのか？

ISBARCは，SBARとして紹介されている場合も多くあります．SBARは，アメリカで開発され普及している報告ツールです．医療現場では，他者に報告する機会が多くあります．その際，意識することは，ポイントを押さえて端的に報告し，必要な指示や情報を得ることです．SBARは，最重要なこと（S：situation，患者の状態）を第一に伝え，最後に自分の要請も伝える構成になっています．ステップが決まっているため，繰り返し活用しやすく，ポイントを押さえた端的な報告が見に着きやすい長所があります．

C すぐに行う実践

①波形を記録し，応援要請し，ベッドサイドモニター，救急カートの準備を依頼します．
②ただちに気道確保と胸骨圧迫を開始します．

> **根拠　なぜ，胸骨圧迫をするのか？**
> 心臓が停止している時間は，その後の蘇生率や予後に大きく影響します．そのため発見後，ただちに胸骨圧迫を開始します．

治療・看護を「実践する」

A 実践内容

- 発見者は，ただちにBLS*を開始し，医師が到着後ACLS*へと移行します．
- 薬剤や使用物品は，救急カート内にあるため，すぐに救急カートの準備が必要です．
- 吐血患者に対応するため，感染防御具の装着を忘れずに行います．
- 気道確保のときには，吐物により気道が閉塞している可能性があるため，気管吸引の準備が必要です．

B その後の観察とケア

- 心拍再開時の患者の状況によって，その後の観察とケアは大きく変わってきます．
- もっとも悪いケースは，死亡となってしまう場合です．また，心拍が再開しても意識がもどらない場合がある一方，何もなかったように意識が回復することもあります．
- 心拍の再開後に共通する「観察とケア」は，輸血や輸液を実施し，循環動態を継続して観察することです．そのためバイタルサインと心電図モニターは継続して観察します．
- 状態によって可能であれば，出血部位への処置も行われます．
- 心拍再開後も胃部不快症状や吐血の有無は，引き続き注意が必要です．吐物による誤嚥性肺炎を併発する可能性があるため，呼吸状態や感染症状も観察します．

---

* BLS (basic life support)：一次救命処置の略称．一次救命処置とは，急に倒れた人などに対して，医師や救急隊がくるまで行う応急手当のことを示す．
* ACLS (advanced cardiovascular life support)：二次救命処置の略称．二次救命処置とは，気管挿管や薬剤投与などの高度な心肺蘇生法を示す．

超緊急事態の波形

無脈性電気活動（PEA）

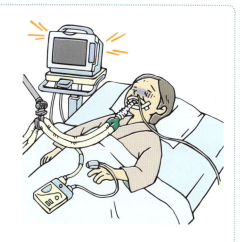

Bさん，80歳，女性．肺気腫の既往がある．肺炎で入院し人工呼吸器を装着している．
気道内圧上限アラームが鳴ったため訪室すると，呼吸回数が30回/分，SpO$_2$が85%まで低下していた．
肺胞呼吸音は減弱し，打診を行うと鼓音が確認された．血圧は90/70mmHgで，心拍数120回/分，チアノーゼが出現している．気管吸引の準備をしている間に，血圧が測定不能となった．

不整脈に「気づく」

- 患者は，人工呼吸器の陽圧換気により，緊張性気胸（呼吸数低下，血圧低下，チアノーゼの出現）を起こしていることに着目します．
- 症状の有無：呼吸音の左右差，胸郭運動低下の有無，皮下気腫の有無．
- バイタルサインの変化
  ・血圧・脈圧→低下その後消失（胸腔内が陽圧になり，静脈還流障害により前負荷が低下するため心拍出量も低下する）
  ・脈拍数→PEA前は増加（心拍出量の低下による代償として増加する），その後モニター上，波形は確認できるが後に消失
  ・呼吸数→PEA前は増加（1回換気量が低下するためその代償として増加する），PEA後に自発呼吸は停止（有効な心拍動がなく脳が虚血状態となり呼吸停止となる）
  ・チアノーゼ→出現（有効な心拍出が得られないため循環不全となる）
  ・SpO$_2$→低下もしくは測定不能（換気量の低下または消失のため，もしくは循環不全により測定不能）

観察のポイント

- 無脈性電気活動（pulseless electrical activity：PEA）とは，脈が触知できないあらゆる電気活動のことをいいます．
- 心電図モニター上に波形が出ていても，有効な心拍出がない状態のため，心電図モニターの観察だけでは気がつくことがむずかしく，ベッドサイドで患者を直接観察しなければ発見できない場合が多くあります．モニター画面の観察と同時に，バイタルサインや意識レベルの変化に注意が必要です．

波形を「判断する」

- 無脈性電気活動（PEA）の波形は，一見すると洞調律に見える場合もあるため，波形だけで判断するのはむずかしいです．

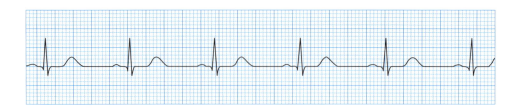

- 患者の頸動脈が触知できなければ，心拍出が停止していることがわかるためPEAと判断できます．ただし，心室細動と心室頻拍は除きます．
- PEAもそのままでは心静止に移行します．

> **この不整脈の原因**
> ・無脈性電気活動（PEA）の原因は，心静止と同様に多くあります．
> ・不整脈の原因は12項目あり，A～Lのイニシャルで覚えることができます（表1）．
> ・原因別心電図波形の特徴には，表2のような特徴があります．

表1 不整脈の原因

A	acidosis：アシドーシス	G	glycemia：高低血糖
B	bleeding：出血，循環血液量低下	H	hypoxemia：低酸素血症
C	cardiac tamponade：心タンポナーデ	I	infarction：心筋梗塞
D	drug：薬物中毒	J	jam：緊張性気胸
E	embolism：肺塞栓	K	kalemia：高／低カリウム血症
F	freezing：低体温	L	lesion：外傷

表2 原因別心電図波形の特徴

心電図波形の特徴	原因
QRS幅の狭い頻脈	出血，脱水，心タンポナーデ，緊張性気胸，肺梗塞
徐脈	低酸素血症
振幅が小さいQRS	アシドーシス
QRS幅の広いT波増高	高カリウム血症
QRS幅の広いT波減高	低カリウム血症
QT延長	薬物中毒
ST変化	心筋梗塞

観察のステップ

ステップ1：全体のリズムを見る
　⇒　周期性は乱れていない

ステップ2：P波を見る
　⇒　P波はある

ステップ3：QRS波を見る
　⇒　QRS波はあり，大きさや幅も正常

ステップ4：T波を見る
　⇒　異常がみられない

ステップ5：STを見る
　⇒　異常がみられない

ステップ6：PQ時間を見る
　⇒　異常がみられない

しかるべき「行動をする」

A　報告の緊急度

ただちに医師に報告します．院内での緊急時の応援要請基準があれば，それに従います（コードブルーなど）．

B　報告の方法

I：看護師の○○です．
S：Bさんの頸動脈が確認できません．
B：肺炎で入院し人工呼吸管理中です．気道内圧上限アラームがなり，頻脈，血圧低下があり，処置の準備中に頸動脈が触れなくなりました．肺胞呼吸音は減弱し，打診を行うと鼓音が確認されます．
A：緊張性気胸によるPEAの疑いがあります．
R：すぐにきてください．心肺蘇生を開始し胸腔ドレナージの準備をしますか？（医師への報告を想定しているため，モニター類の要請をしていません．次頁の「すぐに行う実践」でのスタッフの応援依頼時に，モニター類の要請をします．）
C：心肺蘇生を開始し，胸腔ドレナージの準備と胸部X線写真撮影の依頼をします．

　　I（identify）：報告者の同定，S（situation）：患者の状態，B（background）：臨床経過，
　　A（assessment）：状況の評価・判断，R（recommendation）：具体的な提言・要請，
　　C（confirm）：指示受け内容の復唱確認．
　　（p.53，Column「なぜ，『ISBARC』に沿って報告するのか？」も参照）

C すぐに行う実践

①応援要請し，ベッドサイドモニター，救急カートの準備を依頼します．
②ただちに気道確保と胸骨圧迫を開始します．

治療・看護を「実践する」

A 実践内容

- 医師が到着したら，もう一度状況を報告します．
- 胸骨圧迫を継続して，薬物療法も医師の指示で実施します．無脈性電気活動（PEA）には除細動は行いません．

> **根拠　なぜ，無脈性電気活動（PEA）には除細動をしないのか？**
>
> 心停止の除細動が適応となるのは，心室細動（VF），心室頻拍（VT）です．心静止，PEAは適応外です．
> 除細動は細動を除する（取り除く）ものです．無秩序な電気刺激（細動）を，一度リセット（除する）して正しい刺激伝導系にもどすのがねらいです．心静止やPEAはこれらの状態と違うため適応となりません．

B その後の観察とケア

- 基本的な内容は，心停止と大きく変わりません．
- 緊張性気胸を疑うため，胸部X線写真撮影後，胸腔ドレナージを行います．
- ドレナージ実施後は，脱気が完了するまで，胸腔ドレーンの観察・管理を継続します．
- 人工呼吸器の設定を変更する場合があるため，設定を再確認します．

緊急事態の波形

心室期外収縮（PVC）

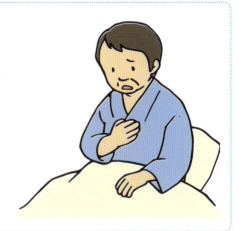

Cさん，62歳，男性．心不全による呼吸困難で入院中である．
胸水の貯留を認め，利尿薬（フロセミド）を使用し多量の排尿を認め，呼吸状態は改善してきていた．
その後，呼吸状態の改善はみられていたが，脈がとぶ感じがすると胸部の不快感を訴えていた．

不整脈に「気づく」

- 患者が利尿薬を使用して，多量の排尿があったことに着目します．
- 症状の有無：胸部不快の有無，脈拍欠落の有無，胃部不快の有無．
- バイタルサインの変化
    - 血圧→単発時はほぼ不変，連発時は不変もしくは低下（連発時には前負荷が不十分な状態が続き，有効な心拍出が得られなくなる可能性があるため）
    - 脈拍数→単発時はほぼ不変，連発時は増加もしくは不変もしくは消失（有効な心拍出が得られず測定できない場合がある．脈拍数は通常の洞調律のリズムに期外収縮分が加わるため増加する）
    - 呼吸→不変（心室期外収縮を直接の原因とする変化はないが，不安や不快症状が強い場合には，呼吸数が増加することもある）
    - 意識レベル→単発時は不変，連発時は不変もしくは一時的に低下（連発時は有効な心拍出が得られず，一時的な脳の虚血状態になる可能性があるため）

観察のポイント

- 利尿薬の使用は，尿量が増加し呼吸状態の改善がみられますが，同時にカリウムやナトリウムが排泄されるため，低カリウム血症が起こる場合があります．そのことを予測し，観察しなくてはなりません．
- 心電図上では，心室期外収縮（premature ventricular contraction：PVC）の出現する頻度，波形，連続性などを注意して観察します．
- PVCの出現パターンによって，バイタルサインへの影響が異なり緊急度も変化します．そのため，波形の出現パターンと変化を，継続して観察する必要があります．
- PVCの症状は人によって大きく異なり，無症状の場合もあります．症状を感じる場合でも，「脈がとぶ」「吐き気がする」など表現はさまざまです．

波形を「判断する」

- 心室期外収縮（PVC）の波形は，正常な洞調律のリズムから予測されるタイミングよりも早く発生します．
- PVCは，その出現するタイミングによっても違いますが，心室の収縮後，完全に心室が拡張する前に突然収縮します．そのため，心房から送られてくる血液が，心室に完全に充填される前に駆出していることになります（前負荷*の減少につながります）．
- PVCの波形の特徴は，洞調律よりも早いタイミングで，本来のQRS波よりも幅広のQRS波が，P波より先行して発生します．QRS波の向きはさまざまです．

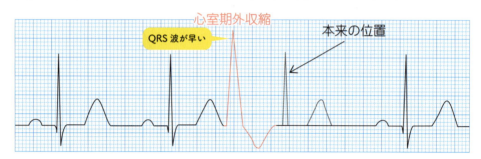

この不整脈の原因

- 心室期外収縮（PVC）の原因は，狭心症，心筋梗塞，心筋症などの循環器疾患が多くみられます．
- 健常者においても，ストレスや疲労などが原因で出現することがあります．
- Cさんのように，何らかの原因で電解質異常がある場合にも出現します．

観察のステップ

ステップ1：全体のリズムを見る
 ⇒ 周期性が突然乱れる．出現のしかたによって変化するため規則性はない

ステップ2：P波を見る
 ⇒ P波はない（心房性期外収縮との鑑別ではP波がないことが条件となる）

ステップ3：QRS波を見る
 ⇒ QRS波はあり，幅が広く（0.12秒以上），大きさは一定ではない

ステップ4：T波を見る
 ⇒ QRS波と逆方向

ステップ5：STを見る
 ⇒ QRS波と逆方向

ステップ6：PQ時間を見る
 ⇒ P波はない

---

* **前負荷**：前負荷は，心臓の拍出量を決定する因子の1つで，心臓にもどってくる循環血液量のことをいう．そのほかの拍出量を決定する因子には，心臓の収縮力，心臓から出るときの抵抗（後負荷）がある．

しかるべき「行動をする」

A 報告の緊急度

- 通常，心室期外収縮（PVC）が単発で出現している場合には，循環動態への影響が少ないため緊急度は低くなります．
- しかし，出現する頻度，波形，連続性によって基礎心疾患が悪化していることもあり，その場合は重症度が高くなります．重症度の分類で用いられるのがLown分類です（次ページ，Column「Lown分類」を参照）．

B 報告の方法

I：看護師の○○です．
S：Cさん，PVCが出現しています．
B：心不全の治療のため利尿薬を使用し大量の排尿を認めました．その後から胸部不快を訴えています．
A：低カリウム血症によるPVCの出現が考えられます（心不全患者→フロセミド→反応量多量→低カリウム→PVCという経験知からのアセスメントです）．
R：採血（カリウム値）後，カリウムの補整を行いますか．
C：採血を実施し，結果が出たら報告します．

> I（identify）：報告者の同定，S（situation）：患者の状態，B（background）：臨床経過，
> A（assessment）：状況の評価・判断，R（recommendation）：具体的な提言・要請，
> C（confirm）：指示受け内容の復唱確認．
> （p.53，Column「なぜ，『ISBARC』に沿って報告するのか？」も参照）

根拠　なぜ，カリウムの補整を行うか？

「報告の緊急度」にも記載したとおり，心室期外収縮（PVC）の頻度，連続性などで変化しますが，単発で重症度が低い場合には，カリウムの補整を行い，低カリウム血症の悪化を予防します．

C すぐに行う実践

①バイタルサインの測定と自覚症状の有無を確認し，標準12誘導心電図をとります．
②バイタルサインの変化や不快症状が強い場合には，さらなるストレスが加わらないように安静を促します．

| Column | Lown分類について |

Lown分類は，心室期外収縮（PVC）の重症度分類です．

PVCは，頻度や出現するタイミングにより心室頻拍や心室細動に移行することがあるため注意が必要です．

急性心筋梗塞後の患者ではgrade 1でも注意が必要ですが，一般的にはgrade 3以上は注意が必要であり，医師に報告します．

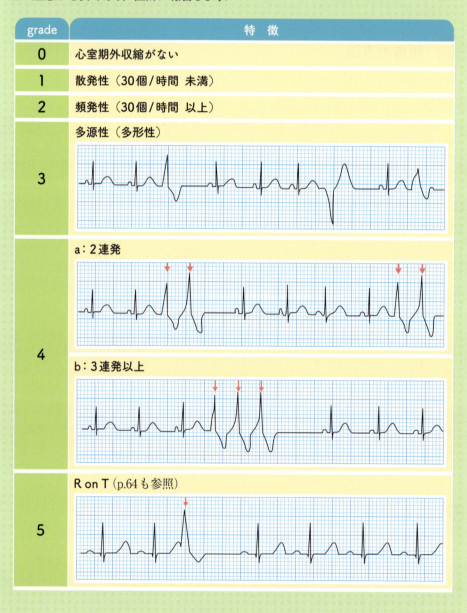

治療・看護を「実践する」

A 実践内容

- 医師への報告後，採血の指示があれば，すぐに実施します．
- 検査の結果，低カリウム血症であれば，カリウムの補整を行います．

B その後の観察とケア

- 心室期外収縮（PVC）の出現状態を継続して観察し，変化があれば医師に報告します．
- カリウム製剤の投与は，投与速度が速いと心停止につながります．そのため，投与速度（20 mEq/時 以下）に注意が必要です．
- PVCの頻度が増加する場合や，循環動態が変動する場合には，抗不整脈薬としてリドカインの投与も検討されます．

Column 2段脈，3段脈

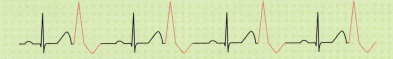

上記の心電図は，心室期外収縮（PVC）の2段脈になります．
　心電図の判断方法は，PVCと同じですが，正常な洞調律とPVCが交互に出現している状態です．

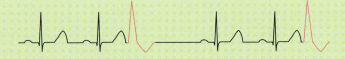

上記の心電図は，PVCの3段脈です．
　2段脈との違いは，正常な洞調律とPVCが2：1で出現している状態です．
　循環動態への影響はさほどないため，基本的にはバイタルサイン測定と自覚症状の有無を確認し，経過観察となります．

| Column | R on T |

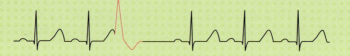

上記の心電図は，R on Tと呼ばれる波形です．
心室期外収縮（PVC）が前の波形のT波に重なって出現している状態です．
心室頻拍や心室細動に移行しやすいため，単発であっても注意が必要です．心筋梗塞，徐脈性不整脈，電解質異常などの患者では注意が必要です．

緊急事態の波形

ショートラン（short run）

Dさん，54歳，女性．心不全の治療のため入院中である．
入院時から心電図モニターを装着しており，心室期外収縮（PVC）が散発していた．ときどき胸部の不快症状を訴えていたが，循環動態は安定しており，経過観察していた．消灯後，トイレ歩行中に胸部不快の増強を認め，ナースコールがあった．

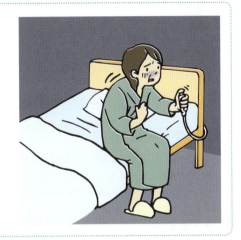

不整脈に「気づく」

- 患者に心室期外収縮（PVC）が散発していたことと，胸部の不快症状を訴えていたことに着目します．
- 症状の有無：胸部不快の有無，胃部不快の有無，眩暈の有無
- バイタルサインの変化
  ・血圧→不変もしくは低下（前負荷が不十分な状態が続き，有効な心拍出が得られなくなる可能性があるため）
  ・脈拍数→増加もしくは不変もしくは消失（有効な心拍出が得られず測定できない場合がある．脈拍数は通常の洞調律のリズムに期外収縮分が加わるため増加する）
  ・呼吸→不変（PVCも同様であるが，ショートランが頻発し循環に影響が出ると，心不全症状が悪化し呼吸状態に変化が生じる場合もある）
  ・意識レベル→不変もしくは低下（有効な心拍出が得られず，一時的に脳が虚血状態になる可能性があるため）

> **観察のポイント**
> ・心不全などの心疾患患者は，心臓の機能や治療薬の影響により心室期外収縮（PVC）が出現しやすくなっています．
> ・出現する頻度，波形，連発数などは，その後の心室頻拍や心室細動への移行に大きく影響するため注意して観察します．
> ・PVCが連発する場合には，胸部不快を訴える患者も少なくありません．脈がとぶ感じ，胸が痛い，吐き気がするなど，さまざまな訴えが聞かれるので注意が必要です．
> ・心電図モニターを装着している場合には，アラーム履歴画面などで不整脈出現の有無を観察します（心電図モニターの機能としてアラーム発生の履歴を確認できます．常にモニター画面を監視できないため定期的に不整脈出現がないか履歴を確認します）．
> ・循環動態への影響も，バイタルサインを測定し観察します．

波形を「判断する」

- ショートランの波形の特徴は，心室期外収縮（PVC）が連発している状態を表します．

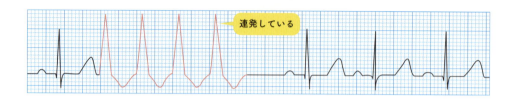
連発している

- ショートランは，基本的には PVC が3連発以上持続する場合をいいます．

> **この不整脈の原因**
> ・ショートランの原因は，狭心症，心筋梗塞，心筋症など，心室期外収縮（PVC）の原因（p.60）と大きな変わりはありません．

観察のステップ

ステップ1：全体のリズムを見る
　⇒　規則性はなく，PVC の出現のしかたで変化する

ステップ2：P波を見る
　⇒　P波はない

ステップ3：QRS波を見る
　⇒　QRS波はあり，幅が広い（0.12秒以上）．3連発以上持続する

ステップ4：T波を見る
　⇒　QRS波と逆方向

ステップ5：STを見る
　⇒　QRS波と逆方向

ステップ6：PQ時間を見る
　⇒　P波はない

 しかるべき「行動をする」

A　報告の緊急度

- バイタルサインを測定し，今後，心室頻拍（VT）へ移行する可能性が高いため，ただちに医師に報告します．

> **根拠　なぜ，心室頻拍（VT）へ移行するのか？**
> PVC の連発が継続するために心室頻拍（VT）となります．

B 報告の方法

I：看護師の○○です．
S：Dさんにショートランが出現しています．
B：心不全の治療中で，夜間トイレ歩行時に胸部不快を訴えました．バイタルサインの変動はありませんが，その後もPVCが散発しています．
A：心室頻拍に移行し，急変する可能性があります．
R：すぐにきてください．末梢静脈路の確保をしますか．
C：末梢静脈路の確保をしておきます．

> I（identify）：報告者の同定，S（situation）：患者の状態，B（background）：臨床経過，A（assessment）：状況の評価・判断，R（recommendation）：具体的な提言・要請，C（confirm）：指示受け内容の復唱確認．（p.53，Column「なぜ，『ISBARC』に沿って報告するのか？」も参照）

C すぐに行う実践

①バイタルサインを測定し，循環動態への影響を確認します．
②自覚症状が強い場合や循環動態が不安定な場合は，ベッド上での安静をはかります．
③その後の薬剤投与に備え，末梢静脈路を確保します．
④心室期外収縮（PVC）の散発やショートランの出現が続く場合には，ベッドサイドモニターなどの準備をします．

治療・看護を「実践する」

A 実践内容

- 標準12誘導心電図や採血などを実施し，心室期外収縮（PVC）の出現している原因を検索します．
- 電解質の異常や心電図変化がある場合，薬物療法や緊急カテーテル検査を実施します．

B その後の観察とケア

- 薬剤などを使用し対処した場合は，その後，心室期外収縮（PVC）の出現頻度や波形の変化を継続して観察します．
- 状況が落ち着くまでは，安静にできるように環境を整えます．
- PVCの出現頻度が減少しない場合には，心室頻拍（VT）へ移行する可能性があるため，すぐに対処できるように，心電図モニター，除細動器や救急カートなどの物品の準備をします．
- 患者が多床室に入室している場合には，一時的に急変時の対応がしやすい個室やリカバリールームへの移動も検討します．

> **根拠　なぜ，部屋移動するか？**
> 多床室での急変対応は，同室者の不安の増強にもつながります．急変が予測されており，個室が空いている場合には，対処がしやすい個室やリカバリールームへ移動しておきます．

緊急事態の波形

心室頻拍（VT）

Eさん，48歳，男性．急性心筋梗塞で救急搬送され，経皮的冠動脈形成術施行後に集中治療室へ入室した．
入院3日目に一般病棟へ転棟した．心室期外収縮（PVC）が散発しており安静にしていたが，車いす移乗時に意識消失した．

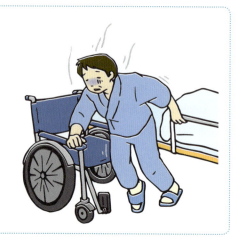

不整脈に「気づく」

- Eさんが心筋梗塞後に心室期外収縮（PVC）が散発していることに着目します．
- 症状の有無：胸痛の有無，胸部不快の有無，胃部不快の有無．
- バイタルサインの変化
  - 血圧→低下もしくは消失（リズムが早くなると前負荷の減少から有効な心拍出が得られなくなるため）
  - 脈拍数→増加もしくは消失（VTはPVCの連発であり，リズムの変化に合わせて心拍数としては増加する．しかし有効な心拍出ではないため，脈拍が触知できない場合は消失する）
  - 呼吸→不変もしくはVT継続で停止（VTが継続し有効な心拍出が得られない時間が長くなった結果，脳が虚血状態となるため）
  - 意識レベル→低下（VTが継続し有効な心拍出が得られない時間が長くなった結果，脳が虚血状態となるため）

観察のポイント
- 急性心筋梗塞患者は，冠動脈の閉塞部位や心筋の壊死の度合いにより合併症出現のリスクが変化します．そのため，治療結果，心臓超音波検査，採血結果などからリスクを判断する必要があります．
- 集中治療室での心室期外収縮（PVC）の出現頻度，波形，連発数などの申し送り内容を確認し，継続してモニター画面を観察します．

波形を「判断する」

- 心室頻拍（VT）の波形の特徴は，ショートランと同様に，心室期外収縮（PVC）が連発している状態で，140〜180回/分の頻拍となります．

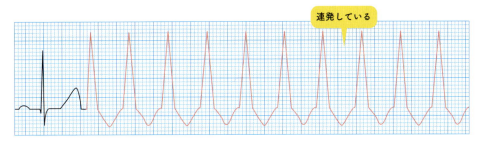

- VTでは，前負荷の減少などから心拍数が早いときほど血圧が低下し，意識レベルの低下に陥ります．
- 血圧の低下は，血液循環が悪化するため，心室細動（VF）に移行しやすくなります．

この不整脈の原因
心室頻拍（VT）の原因は，狭心症，心筋梗塞，心筋症など，心室期外収縮（PVC）と同様ですが，PVCの頻発やその際のR on Tなどになります．

観察のステップ
ステップ1：全体のリズムを見る
 ⇒ 規則的な頻拍となりRR間隔はほぼ一定

ステップ2：P波を見る
 ⇒ P波はない

ステップ3：QRS波を見る
 ⇒ QRS波はあり，幅が広い（0.12秒以上）

ステップ4：T波を見る
 ⇒ QRS波と逆方向

ステップ5：STを見る
 ⇒ QRS波と逆方向

ステップ6：PQ時間を見る
 ⇒ P波はない

しかるべき「行動をする」

A 報告の緊急度

- ただちに医師に報告し，院内での緊急時の応援要請基準があれば，それに従います．

B 報告の方法

Ｉ：看護師の○○です．
Ｓ：ＥさんがVTです．
Ｂ：病棟転棟後PVCが散発していました．車いす移乗時に意識消失し，頸動脈が触れません．モニター上，VTが継続しています．
Ａ：VTにより危険な状態です．
Ｒ：すぐに応援にきてください．心肺蘇生を開始し末梢静脈路を確保しますか．
Ｃ：心肺蘇生を開始し，末梢静脈路を確保します．

> I（identify）：報告者の同定，S（situation）：患者の状態，B（background）：臨床経過，
> A（assessment）：状況の評価・判断，R（recommendation）：具体的な提言・要請，
> C（confirm）：指示受け内容の復唱確認．
> （p.53, Column「なぜ，『ISBARC』に沿って報告するのか？」も参照）

C すぐに行う実践

①ただちに患者を仰向けに寝かせ，応援を呼び，心肺蘇生（CPR）を開始します（「治療・看護を『実践する』」の「A．実践内容」を参照）．

 ## 治療・看護を「実践する」

A 実践内容

①ナースコールを押して応援を呼びます．患者の状況を伝え，医師への報告，救急カートと除細動器（AED）と心電図モニターの準備を依頼します．
②ただちに呼吸と循環を確認し，脈拍があると確信できなければ，すぐに胸骨圧迫を開始します（応援の看護師が来るまでは，胸骨圧迫を継続します）．
③看護師の応援が到着したら，1人が胸骨圧迫を開始し，1人は気道確保し，胸骨圧迫後，マスク換気ができるように待機します（胸骨圧迫の部位は両乳頭の間で，胸骨圧迫のテンポは100〜120回／分，圧迫の深さは5〜6cmで，胸壁が完全に元にもどってから次の圧迫をします．胸骨圧迫の中断は最小限にします）．
④AEDが到着したら，パッドを装着し，心電図を解析するアナウンスが流れたら胸骨圧迫をいったん止めます．除細動が不要な場合は，胸骨圧迫30回＋人工呼吸2回を繰り返します（除細動が必要な場合は，患者から離れるアナウンスが流れるため，周囲

の看護師へ患者から離れるようにうながし，離れていることを確認した後，通電ボタンを押します）．

⑤通電が終了したら，再び心肺蘇生（CPR）を2分間継続します．AEDは2分経過すると再び解析するアナウンスが流れます．

B その後の観察とケア

● 医師が到着し心拍が再開していなければ，二次救命処置に移行します．心肺蘇生を継続しながら，薬物療法，高度な気道確保器具の使用，治療可能な原因の治療を行います．

①心肺蘇生を継続しながら，到着した医師に状況を報告します．

②気管挿管の準備と静脈路の確保をして，医師の指示に備えます．

③心静止や無脈性電気活動（PEA）に移行した場合，アドレナリン1mgを静脈注射します．

④2分ごとの心肺蘇生（CPR）と医師による頸動脈の脈拍確認，3〜5分ごとのアドレナリン投与を繰り返します．

⑤心拍が再開したら，C（循環）→B（呼吸）→A（意識）の順に確認し，バイタルサインを再度測定します．低血圧などが遷延していれば，医師の指示に従い昇圧薬を準備・投与します．血液検査，標準12誘導心電図検査，胸部X線検査などの指示を確認します．

第4章 不整脈各論 心室頻拍（VT）

緊急事態の波形

心室細動（VF）

Fさん，65歳，男性．40歳で心筋梗塞を発症し，その後，入退院を繰り返していた．心不全が増悪し，3日前に入院，利尿薬の注射が開始された．
5時ごろ，トイレに歩いていくところを看護師が確認した．3分後，Fさんのモニターの頻脈を警告するアラームが鳴った．
トイレに駆けつけると，はじめは会話可能であったが，すぐに眼球上転し，全身けいれんを呈した．

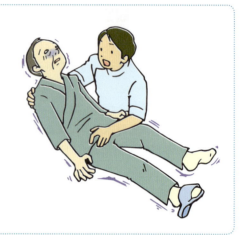

不整脈に「気づく」

- 患者には基礎心疾患があり，心室細動（VF）を起こしやすい状態であることに着目します．
- 症状の有無：意識消失の有無，呼吸停止または死戦期呼吸*の有無，全身けいれんの有無．
- バイタルサインの変化
  ・血圧→消失（心筋が無秩序に興奮し有効な心拍出が得られないため）
  ・脈拍数→消失（心筋が無秩序に興奮し有効な心拍出が得られず触知されないため）
  ・呼吸→停止（有効な心拍出が得られず，脳が虚血状態となるため）
  ・意識レベル→低下（有効な心拍出が得られず，脳が虚血状態となるため）

観察のポイント
・利尿薬の投与により，電解質のバランスに変調をきたしている可能性があります．

---

* 死戦期呼吸：有効な呼吸ではなく，しゃくり上げるような，ゆっくりとした不規則な呼吸．意識消失後などに出現することがある．

波形を「判断する」

- 心室細動（VF）の波形の特徴は，P波，QRS波，T波がなく，まったく不規則に基線が揺れている波形になります．

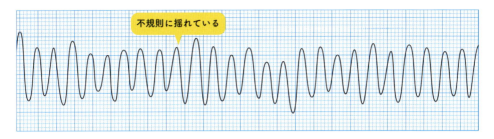

不規則に揺れている

- VFは心室筋が無秩序に電気的興奮を発生させ，収縮期・拡張期ともに存在しなくなり，心拍出量がなくなり，心停止の状態です．
- 全身に血液を送ることができないため，治療しなければ死に至ります．

この不整脈の原因

- 心室細動（VF）の原因は，心室期外収縮（PVC）と同様の循環器疾患，QT延長症候群，QT短縮症候群，ブルガダ症候群＊，電解質異常，外傷による僧帽弁乳頭筋の障害などがあります．

観察のステップ

ステップ1：全体のリズムを見る
⇒ 周期性はなく不規則

ステップ2：P波を見る
⇒ P波はない

ステップ3：QRS波を見る
⇒ QRS波はない

ステップ4：T波を見る
⇒ T波はない

ステップ5：STを見る
⇒ STはない

ステップ6：PQ時間を見る
⇒ 波形がみられない

＊ **ブルガダ症候群**：冠動脈疾患の既往などがないのに，突然心室細動を生じる．一過性に正常洞調律にもどるが，突然死につながることもある．

しかるべき「行動をする」

A 報告の緊急度

- ただちに医師に報告し，院内での緊急時の応援要請基準があれば，それに従います．

B 報告の方法

I：看護師の○○です．
S：FさんがVFです．
B：心不全で入院し治療薬を投与されている患者です．5時ごろトイレまで歩行し，その後，頻脈のアラームが鳴り駆けつけたところ，意識を失い，呼吸が停止しました．頸動脈の触知ができません．
A：VFにより危険な状態です．
R：すぐにきてください．心肺蘇生を開始します．
C：心肺蘇生を開始します．末梢静脈路を確保します．

　　I（identify）：報告者の同定，S（situation）：患者の状態，B（background）：臨床経過，
　　A（assessment）：状況の評価・判断，R（recommendation）：具体的な提言・要請，
　　C（confirm）：指示受け内容の復唱確認．
　　（p.53，Column「なぜ，『ISBARC』に沿って報告するのか？」も参照）

C すぐに行う実践

①ただちに患者を仰向けに寝かせ，応援を呼び，心肺蘇生（CPR）を開始します（「治療・看護を『実践する』」の「実践内容」を参照）．

治療・看護を「実践する」

A 実践内容

①ナースコールを押して応援を呼びます．患者の状況を伝え，医師への報告，救急カート，除細動器（AED），心電図モニターを依頼します．
②ただちに呼吸と循環を確認し，脈拍があると確信できなければ，すぐに胸骨圧迫を開始します（応援の看護師が到着するまでは，胸骨圧迫を継続します）．
③看護師の応援が到着したら，1人が胸骨圧迫を開始し，1人は気道確保し，胸骨圧迫後，マスク換気ができるように待機します（胸骨圧迫の部位は両乳頭の間で，胸骨圧迫のテンポは100～120回／分，圧迫の深さは5～6cmで，胸壁が完全にもとにもどってから次の圧迫をします．胸骨圧迫の中断は最小限にします）．
④AEDが到着したら，パッドを装着し，心電図を解析するアナウンスが流れたら胸骨圧迫をいったん止めます．除細動が不要な場合は，胸骨圧迫30回＋人工呼吸2回を繰り返します（除細動が必要な場合は，患者から離れるアナウンスが流れるため，周囲の看護師に患者から離れるようにうながし，離れていることを確認した後，通電ボタンを押します）．
⑤通電が終了したら，再び心肺蘇生（CPR）を2分間継続します．AEDは2分経過すると再び解析するアナウンスが流れます．

B その後の観察とケア

- 医師が到着し心拍が再開していなければ，二次救命処置に移行します．心肺蘇生を継続しながら，薬物療法，高度な気道確保器具の使用，治療可能な原因の治療を行います．

①心肺蘇生を継続しながら，到着した医師に状況を報告します．
②気管挿管の準備と静脈路の確保をして，医師の指示に備えます．
③心静止や無脈性電気活動（PEA）に移行した場合，アドレナリン1mgを静脈注射します．
④2分ごとの心肺蘇生（CPR）と医師による頸動脈の脈拍確認，3～5分ごとのアドレナリン投与を繰り返します．
⑤心拍が再開したら，C（循環）→B（呼吸）→A（意識）の順に確認し，バイタルサインを再度測定します．低血圧などが遷延していれば，医師の指示に従い昇圧薬を準備・投与します．血液検査，標準12誘導心電図検査，胸部X線検査などの指示を確認します．

準緊急事態の波形

洞房ブロック

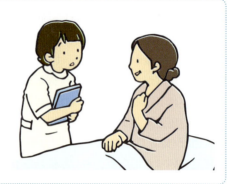

Gさん，55歳，女性．脳出血にて昨日より入院中である．
看護師がセントラルモニターの前で記録をしていたところ，30分ほど前から，モニター上で，心拍がときどき欠落しているのを発見した．訪室してみても，本人は変わりなく「なんともないですよ」と話している．

不整脈に「気づく」

- 心拍が伸びている部分が，<u>1拍分欠落しているような間隔</u>であることに着目します．
- 症状の有無：脈がとぶ感じや胸部症状を自覚することもありますが，頻発しなければ多くは無症状です．
- バイタルサインの変化
  ・血圧→低下（頻発すると拍出が減るため）
  ・心拍数→低下（頻発するたびに心拍が欠落するため）
  ・意識レベル→低下（有効な心拍出が得られず，脳が虚血状態となるため）

観察のポイント
- 患者が脈のとぶ感じなどを自覚することもあるが，頻発しなければ無症状のことも多いため，心電図モニターの観察・発見が要となります．
- バイタルサインを確認する．心拍が欠落しているタイミングで血圧を測定すると低く出るため注意します．

波形を「判断する」

- 洞房ブロックの波形は，PP間隔が2倍（もしくは整数倍）に延長し，P波，QRS波が欠落しています．

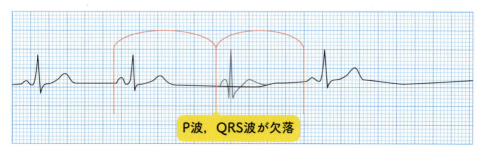

P波，QRS波が欠落

この不整脈の原因

- 心筋梗塞や狭心症，心筋炎などでみられます．
- 洞結節から出た刺激が房室接合部に到達する前にブロックされるため，それ以下に刺激が伝わりません．

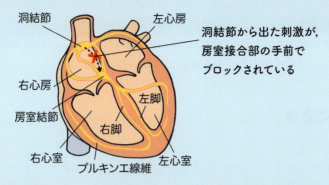

- 伝導経路（電線）のトラブルが原因であり，洞結節の刺激発生機能は正常に維持されています．そのため，欠落したあとの次の心拍のP波は，通常通りのタイミングで現れます．
- 鑑別のためには以下の点に注意が必要です．
  ①洞停止：3秒以上の休止期がある．
  ②blocked PAC：PP間隔の延長が整数倍になりません．心房性期外収縮（PAC）により，P波が早期に出た結果，心臓が反応しない不応期（T波）に重なってしまい，心室に刺激が伝達されずQRS波が欠落します．そのため，先行するT波は基本調律と異なる形になります（P波が乗っているため）．

観察のステップ

ステップ1：全体のリズムを見る
 ⇒ 1拍分もしくは整数倍の間隔で延長（欠落）している部分がある

ステップ2：P波を見る
 ⇒ P波が欠落している部分がある．1拍分もしくは整数倍の間隔で延長している

ステップ3：QRS波を見る
 ⇒ QRS波が欠落している部分がある．1拍分もしくは整数倍の間隔で延長している

ステップ4：T波を見る
 ⇒ P波，QRS波が欠落していない部分は，等間隔，同じ形のT波がある

ステップ5：STを見る
 ⇒ 異常がみられない（徐脈などの病態により影響を受けることがある）

ステップ6：PQ時間を見る
 ⇒ P波，QRS波が出現している部分のPQ時間は正常

しかるべき「行動をする」

A 報告の緊急度

- 自覚症状がなく，頻発したり，さらなるRR間隔の延長がみられなければ緊急度は低いと判断できます．
- はじめ1拍分であったRR間隔の延長が整数倍に伸びてくる，または頻発してくるなどの状況では，基礎疾患の悪化も考慮して医師へ連絡します．

B 報告の方法

I：看護師の〇〇です．
S：Gさんですが，モニター上で，ときどき心拍の欠落がみられています．自覚症状はありません．
B：30分ほど前から出現していて，ちょうど1拍分が欠落している様子で，洞房ブロックかと思われます．
A：頻度は5分に1回程度で，今のところ増加してくる様子はありません．
R：経過観察でよいでしょうか？
C：頻度が高くなったり，延長時間が長くなるようであれば再度連絡します．

> I（identify）：報告者の同定，S（situation）：患者の状態，B（background）：臨床経過，A（assessment）：状況の評価・判断，R（recommendation）：具体的な提言・要請，C（confirm）：指示受け内容の復唱確認．（p.53, Column「なぜ，『ISBARC』に沿って報告するのか？」も参照）

根拠　なぜ，経過観察でよいのか？

出現の頻度や，ほかの症状がないことから，現在の緊急性は低いと判断できます．しかし，いつ頻度が高くなり，悪化するかわからない状況であるため綿密な観察を行います．心拍が延長しているにもかかわらず補充収縮*がない場合は，循環が保てなくなる可能性があり，注意が必要です．

C すぐに行う実践

① バイタルサインを測定します．
② 胸部症状などの自覚症状の確認をします．心臓発作による影響の可能性があるため，必ず標準12誘導心電図をとります．
③ 心電図モニターの波形記録を残します．

---

* 補充収縮：洞結節からの通常の刺激がこないことを察知した心室が刺激を出すため，通常の脈より遅いタイミングで収縮が出現する．

治療・看護を「実践する」

A 実践内容

- 心電図モニターの観察とともに，患者にも脈がとぶ感じやめまいなどの自覚症状出現時はすぐに知らせるように説明し，異常の早期発見，早期対応に努めます．
- 自覚症状の出現に気をつけながら，徐脈の悪化や頻発に注意して心電図モニターの観察を続けます．
- 治療は基礎疾患の治療に準じます．頻度，自覚症状も含め，薬物療法に効果がない場合，ペースメーカーの適応となることもあります．

B その後の観察とケア

- 心拍の欠落時間が延長してきた場合には，補充収縮によるサポートがあるかどうかも観察のポイントになります．
- 急性に出現した場合は，基礎疾患の悪化が背景にあることも考慮し，安静を保てるように援助し，慎重に観察します．
- 心拍の欠落の頻度が高まる場合には，医師に報告します．

Column　心臓の電気（刺激）のスイッチ：自動能

　洞結節という電気刺激のスイッチに故障が起きると，電気は流れないため心臓は止まってしまうことになります．簡単にそうならないようにするため，心臓には刺激伝導系の各節目にサブスイッチがあります．上から電気刺激が流れてこなければ，次の節目が新たなスイッチを入れて電気を発生させ，電気の流れが途絶えないように働きます．この能力を「自動能」といいます．たとえば洞結節からの刺激がきちんと出されなくなると，それ以下の中枢がペースメーカーとなって歩調を取り始めます．各サブスイッチには，刺激発生回数に限界があり，洞結節では60〜100回/分，房室結合部では40〜60回/分，それ以下の心室では20〜40回/分程度といわれています．

準緊急事態の波形

I度房室ブロック

Hさん，40歳，男性．狭心症にて救急搬送により入院．入院時に心電図モニターを確認したところ，P波とQRS波の間隔が長いことに気がついた．救急外来での心電図を確認すると，同じ所見があった．自覚症状はなく「今はどこも，なんともないよ．会社の検診を毎年受けているけど，今まで心電図検査で引っかかったことはないなぁ……」と話している．

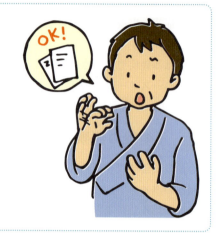

不整脈に「気づく」

- PQ時間が1マスより長いところに着目します．
- 房室結節の伝導遅延がありますが，洞結節から発した刺激は，すべて途切れることなく伝達されます．
- 症状の有無：自覚症状はありません．
- バイタルサインの変化：特徴的な変化はありません．

観察のポイント

- リズムを乱さないため，血行動態に影響はありません．
- 自覚症状はないため，標準12誘導心電図や心電図モニターでの発見となります．
- PQ時間が徐々に長くなる場合は，基礎疾患の影響が考えられるため注意が必要です．たとえば発見時6目盛り（0.24秒）であったが，しばらくすると8目盛り（0.32秒）に延長しているなど．

波形を「判断する」

- I度房室ブロックの波形では，リズムは規則正しく，欠落もありません．P波，QRS波は1対1で出現します．PQ時間が0.21秒以上（1マスより長い）です．

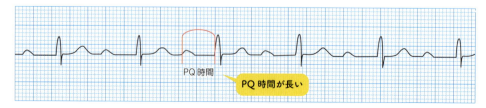

- PQ時間の延長が著しい場合には，先行する波形のT波に重なってP波がみられることもあります．

> ■ この不整脈の原因
> - 薬剤や迷走神経の過緊張などにより，房室結節が障害されて生じるといわれています．
>
>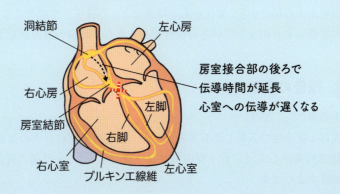
>
> - 房室結節の栄養血管が右冠状動脈にあるため，右冠状動脈に病変がある場合に起こりやすくなります．
> - 基礎疾患がない健常な人にもみられることがあります．

観察のステップ
ステップ1：全体のリズムを見る
⇒ 規則正しいリズム
ステップ2：P波を見る
⇒ P波がある．等間隔で同じ形である
ステップ3：QRS波を見る
⇒ QRS波がある
ステップ4：T波を見る
⇒ T波がある．等間隔で同じ形である
ステップ5：STを見る
⇒ 異常がみられない
ステップ6：PQ時間を見る
⇒ PQ時間0.4秒で延長しているが，一定である

しかるべき「行動をする」

A 報告の緊急度

- 以前の心電図がある場合には，それと比較してみます．もともとの基本リズムであることもあります．
- Ⅰ度房室ブロックそのものは血行動態に影響がなく緊急度は低くなります．しかし，胸部痛がある場合やST変化がある場合など，心臓発作を懸念する症状があるときは，その影響により出現している可能性があるため，医師へ報告をします．

B 報告の方法

I：看護師の○○です．
S：先ほど狭心症で入院したHさんですが，Ⅰ度房室ブロックの波形になっています．
B：救急外来の心電図でもⅠ度房室ブロックですが，3ヵ月前の検診時の心電図では，洞調律のようです．
A：狭心症発作の影響かと思われますが，念のため報告しました．
R：今のところ，PQ時間がさらに延長することはなく，そのほかの不整脈も出ていません．自覚症状もないため，経過観察でよいでしょうか？
C：ブロックの進行など変化があるようなら再度報告します．

> I（identify）：報告者の同定，S（situation）：患者の状態，B（background）：臨床経過，A（assessment）：状況の評価・判断，R（recommendation）：具体的な提言・要請，C（confirm）：指示受け内容の復唱確認．（p.53，Column「なぜ，『ISBARC』に沿って報告するのか？」も参照）

C すぐに行う実践

①自覚症状を確認します．症状があれば，標準12誘導心電図で心筋虚血の有無を確認します．
②心電図波形を記録に残します．
③心電図モニターによる観察を続行します．

根拠　なぜ，心筋虚血の有無を確認するか？

この患者さんは，3ヵ月前の検診時の心電図では正常洞調律であるため，もともとはⅠ度房室ブロックではなく，心臓発作により房室結節の障害が引き起こされている可能性があります．そのため，自覚症状や重篤な不整脈へ移行がないかなど，心筋虚血に関する綿密な観察を行います．
心臓発作など基礎疾患の影響がある場合，Ⅱ度ブロック，Ⅲ度ブロック……と，より高度のブロックへ移行することを予想し，急激な変化に対応できるように準備をしておきます．

治療・看護を「実践する」

A 実践内容

- 心電図モニターの観察とともに，患者にも脈がとぶ感じやめまいなどの自覚症状出現時は，すぐに知らせるように説明し，異常の早期発見に努めます．
- 治療は基礎疾患の治療に準じます．

B その後の観察とケア

- 急性に出現した場合は，基礎疾患の悪化が背景にあることも考慮し，安静を保てるように援助し，慎重に観察します．
- 心電図モニターとともに，より高度のブロックへの移行や自覚症状の出現に気をつけながら患者の観察を継続します．

根拠　なぜ，自覚症状の出現に気をつけるか？

より高度のブロックへ移行した場合，欠滞（脈がとぶこと）により脳血流が低下し，ふらつきや眩暈，失神発作を起こすことがあります．
先行して自覚症状を感じていることも多いため，こまめに観察し，声かけをするなどして異常の早期発見に努めます．

準緊急事態の波形

II度房室ブロック

Iさん，40歳，女性．狭心症にて入院．3ヵ月前の健康診断時の心電図は洞調律であった．入院時の心電図モニターでI度房室ブロックがあり，モニターでの観察を続けていた．
入院後は発作の症状の訴えはなく経過していたが，検温時に「なんだか30分くらい前から少し左胸が重い感じがしてね．でも，横になっていたら，だいぶよくなったけど，何となく脈がとんでいるような気がする」と話す．
モニターを確認したところ，I度房室ブロックの波形の中に，ところどころQRS時間が延長しているのを発見する．

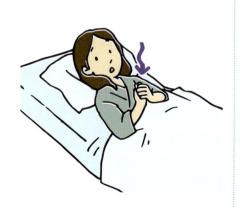

不整脈に「気づく」

- 脈のとぶ感じが，心臓発作の症状（左胸が重い感じ）と同時に出現していることに着目します．
- 症状の有無：脈がとぶ感じの有無，喉のつかえ感の有無，めまいの有無，意識消失の有無など．
- バイタルサインの変化
  ・血圧→低下（頻発すると心拍出量が下がるため）
  ・心拍数→低下（頻発すると心拍の欠落がみられるため）

観察のポイント
- 狭心症発作の出現とともにI度房室ブロックからII度房室ブロックへ移行しており，心臓でのイベント発生が予測されます．
- より高度のブロックへ移行する可能性があり，急変に注意が必要です．

波形を「判断する」

- II度房室ブロックの波形には，ウェンケバッハ型，モービッツII型などがあります．
- ウェンケバッハ型：PQ時間が徐々に延長し，QRS波が欠落します．

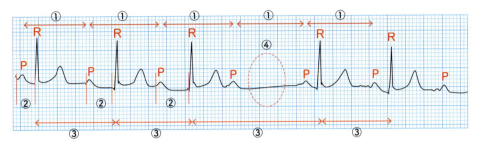

①PP時間は一定，②PQ時間が徐々に延長，③RR間隔は一定でない，④QRS波が欠落，PQ時間は元に戻る，を繰り返す．

- モービッツII型：PQ時間は一定，突如QRS波が欠落します．

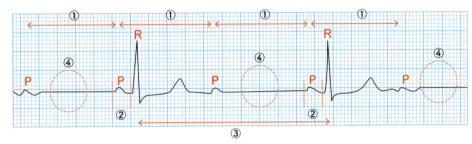

①PP時間は一定，②P波とQRS波がつながっている波形のPQ時間は一定，③RR間隔は一定，④突然にQRS波が欠落する．

- 高度房室ブロック（2：1以上）：PQ時間は一定，一定の伝導比でQRS波が欠落します．

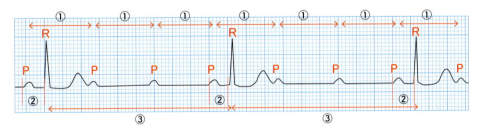

①PP時間は一定，②P波とQRS波がつながっている波形のPQ時間は一定，③RR間隔は一定，P波：QRS波＝2：1以上の伝導比で出現する（上図の場合，P波3つにつき1つが心室に伝わっているため「3：1」）．

- 血圧低下やアダムス・ストークス発作（失神）を起こすこともあります．

この不整脈の原因

- 心筋梗塞や心筋炎などの基礎疾患による影響がある場合と，洞機能不全症候群*のようなケースもあります．
- 房室接合部より下位の伝導障害により，心房からの刺激がそれ以下に伝達されない，もしくは遅延して伝達されることにより起こります．ほかはⅠ度房室ブロックに準じます．

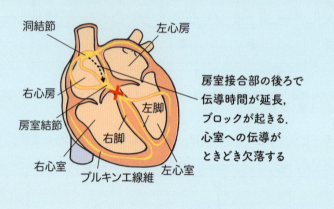

観察のステップ

ステップ1：全体のリズムを見る

⇒ QRS波が欠落している部分がある（ウェンケバッハ型：不規則，そのほか：規則的）

ステップ2：P波を見る

⇒ P波がある．等間隔，同じ形である

ステップ3：QRS波を見る

⇒ QRS波があるが，欠落している部分がある

ステップ4：T波を見る

⇒ P波とQRS波が欠落していない部分はT波がある

ステップ5：STを見る

⇒ 異常がみられない（高度徐脈や基礎疾患による影響で変化することがある）

ステップ6：PQ時間を見る

⇒ PQ時間が徐々に延長した後，P波の後のQRS波が欠落している：ウェンケバッハ型

⇒ 一定のPQ時間の後に，突然にP波の後のQRS波が欠落している：モービッツⅡ型，高度房室ブロック（2：1）

⇒ 一定のPQ時間の後に，P波の後のQRS波が欠落するが，P波とQRS波の比率が一定：高度房室ブロック（3：1以上）

---

* 洞機能不全症候群：洞結節やその周辺の伝導障害により，洞停止や洞性徐脈，洞房ブロック，徐脈頻脈症候群などの不整脈を起こす病気をいう．脳虚血による失神発作を起こすことがある．

しかるべき「行動をする」

A 報告の緊急度

- QRS波の欠落の度合いが多くなれば，徐脈となり，血行動態に影響を及ぼします．より緊急度の高い高度のブロックへと移行する可能性があるため，発見したら，ただちに医師に報告します．

B 報告の方法

I：看護師の○○です．
S：Iさんですが，Ⅰ度房室ブロックの波形で経過していましたが，先ほどからP波の後のQRS波が欠落することがあります．
  ・ウェンケバッハ型の場合：PQ時間が徐々に延長していて，ウェンケバッハ型房室ブロックかと思われます．頻度は3〜5拍に1回ほどのペースです．胸部痛などはないようですが，ときどき脈のとぶ感じがあると話しています．
  ・モービッツⅡ型，高度房室ブロック（2：1）の場合：PQ時間は一定で，突然の欠落なので，モービッツⅡ型か2：1房室ブロックと思われます．
  ・高度房室ブロック（3：1以上）の場合：PQ時間は一定ですが，P波とQRS波の比率が3：1で出現していて，3：1房室ブロックかと思われます．
B：臥床で改善したようですが，30分くらい前から左胸が重いと感じる症状があったようです．
A：発作に伴うブロックの進行と思われます．
R：診察をお願いします．標準12誘導心電図をとりますか？
C：標準12誘導心電図をとります．ほかに用意しておくものはありますか？

> I（identify）：報告者の同定，S（situation）：患者の状態，B（background）：臨床経過，
> A（assessment）：状況の評価・判断，R（recommendation）：具体的な提言・要請，
> C（confirm）：指示受け内容の復唱確認．
> （p.53，Column「なぜ，『ISBARC』に沿って報告するのか？」も参照）

C すぐに行う実践

①バイタルサインの測定をします．
②胸部症状などの自覚症状の確認をします．心臓発作による影響の可能性があります．
③心電図モニターの波形記録を残します．
④標準12誘導心電図をとります．
⑤急激に，より高度なブロックへ移行し失神発作を起こす可能性があり，救急カート，除細動器，吸引の準備をしておきます．

治療・看護を「実践する」

A 実践内容

- 周囲のスタッフに状況を知らせ，より重篤な高度ブロックへの移行などの急変に対応するため，患者のそばに付き添います．
- 失神を起こす場合はペースメーカーの適応となりますが，治療は基礎疾患の治療に準じます．
- アトロピン硫酸塩水和物やイソプレナリン塩酸塩などの薬剤を使用することがあります．
- β遮断薬など伝導障害を引き起こす可能性のある薬剤を内服していないか確認しておきます．

> **根拠　なぜ，内服薬の確認をするか？**
>
> 内服薬の薬効により状況を悪化させていることがあります．また，このような状況下だからこそ，きちんと内服はしてもらおうと考えてしまい，中止にすべき与薬を実施してしまうことがあります．
> 状態の悪化に薬剤が関係していないか，ほかに影響しているものはないかという視点で再確認することが大切です．

B その後の観察とケア

- 心電図モニターの観察やバイタルサインの測定を継続します．
- 基礎疾患の悪化が背景にあることも考慮し，また転倒などの二次的な弊害を避けるため，安静の必要性を説明し，それによる苦痛の軽減に努め，安静を保てるように援助します．

準緊急事態の波形

右脚ブロック

Jさん，40歳，女性．心房中隔欠損の術後である．ICUから病棟に転棟してきた．
心電図モニターの波形は洞調律のようであるが，数拍ごとに波形が変わっていることに気がついた．
Jさんは「何も症状はありませんよ．体調もいいです」と言い，変わった様子はみられない．

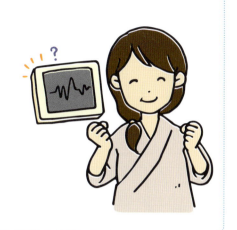

不整脈に「気づく」

- 患者が心房中隔欠損の術後であることに着目，標準12誘導心電図を確認します．
- 症状の有無：とくにみられない．
- バイタルサインの変化：とくにみられません．左心室は正常に収縮しており，リズムも乱さないため，循環動態に影響を及ぼすことは，ほとんどありません．

観察のポイント
- 右脚ブロックはV₁誘導で高いQRS波が特徴的にみられ，心電図モニターではとらえにくいため標準12誘導心電図で確認します．
- 心房中隔欠損は左心房と右心房の間を隔てる心房中隔に穴が開いている病気です．血圧の高い左心房から低い右心房に血液が流入するため，右心房内の血流や圧力は増加します．そのため，右心系に負担がかかり，右脚ブロックを誘発することがあります．
- 波形の「形」の変化のみで，心拍数の変動（乱れ）はなく，自覚症状やバイタルサインの変化もありません．

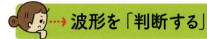波形を「判断する」

- **右脚ブロックの波形は**，左心室の興奮が終わった後も，右心室が興奮しているために高いR波を示します．
- P波とQRS波は1対1で出現し，PQ間隔は一定です．
- V_1誘導で高いR（QRS）波，I，aV_L，V_5，V_6誘導で幅広いS波，V_1，V_2誘導で陰性T波，V_1，V_2誘導でST低下（脚ブロックによる影響であり，異常なST変化ではない）がみられます．

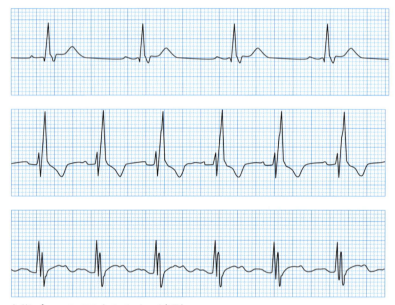

右脚ブロックでみられやすい波形

- 右脚ブロックはQRS時間が0.12秒以上で完全右脚ブロック，0.12秒未満で不完全右脚ブロックに分けられます．
- 右脚ブロックは不整脈に分類されますが，P波の調律で心臓の収縮は維持されているため，洞調律です．

この不整脈の原因

- 失天性疾患，心筋梗塞，心筋症などに合併することがあります．
- 基礎疾患のない健常者でもみられることがあります（右脚の線維は，繊細で切れやすいためともいわれます）．
- 洞結節から出た刺激が房室接合部，ヒス束まで正常に通過し，右脚と左脚に分岐し，右脚のみにブロック（断線）が生じます．

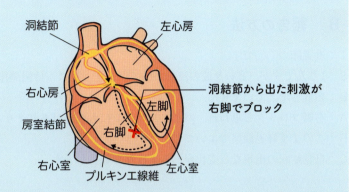

- 右脚はブロックされているため，左脚のみに刺激が伝達され，左心室が興奮し，左心室から右心室へ伝達されて右心室が興奮します．そのため，右心室の興奮が遅れます．

観察のステップ

ステップ1：全体のリズムを見る
⇒ 規則正しいリズム

ステップ2：P波を見る
⇒ P波がある．等間隔，同じ形である

ステップ3：QRS波を見る
⇒ QRS波がある．R波が増高．数拍ごとに波形が変わっている

ステップ4：T波を見る
⇒ T波がある

ステップ5：STを見る
⇒ STに異常はみられない

ステップ6：PQ時間を見る
⇒ PQ時間に異常はみられない

しかるべき「行動をする」

A　報告の緊急度

- 右脚ブロックそのものは血行動態に影響を与えたり変動を引き起こすものではないため,緊急度は低くなります.

B　報告の方法

Ｉ：看護師の○○です.
Ｓ：Ｊさんですが,高いＲ波の波形が出ています.リズムは洞調律です.
Ｂ：頻度も増えていません.
Ａ：右脚ブロックと思われ,バイタルサインにも変動はありません.
Ｒ：このまま経過観察でよいでしょうか？
Ｃ：自覚症状の出現など変化があるようなら報告します.

　　Ｉ（identify）：報告者の同定,Ｓ（situation）：患者の状態,Ｂ（background）：臨床経過,
　　Ａ（assessment）：状況の評価・判断,Ｒ（recommendation）：具体的な提言・要請,
　　Ｃ（confirm）：指示受け内容の復唱確認.
　　（p.53,Column「なぜ,『ISBARC』に沿って報告するのか？」も参照）

C　すぐに行う実践

①バイタルサインの測定をします.
②胸部症状などの自覚症状の確認をします.
③心電図モニターの波形記録を残します.

治療・看護を「実践する」

A　実践内容

- 患者に自覚症状出現時は,すぐに知らせるよう説明し,異常の早期発見に努めます.
- 洞調律と右脚ブロックの出現頻度,そのほかの不整脈の出現も併せて観察します.
- 治療は基礎疾患の治療に準じます.

B　その後の観察とケア

- 右脚ブロックは心房中隔欠損症に合併することがあるため,術後は右脚ブロックが続くのか,洞調律へと移行するのかということを頭に置いて観察します.
- 心電図モニターの観察やバイタルサインの測定を継続します.

準緊急事態の波形

左脚ブロック

Kさん，45歳，男性．明け方の胸痛を繰り返すことを主訴に，狭心症の精査目的で入院中．
夕食中の心電図モニターを観察していたところ，心拍数は70回/分台と変化はないが，波形の変化に気づいた．ST変化も，よくわからないような波形になっていた．
病室に向かうと「実は食べ始めたころから，胸が痛くなり始めて……．今までにないくらいの痛みです……．息も苦しくなってきた……」と話す．手足は冷たく，冷汗をかいている．

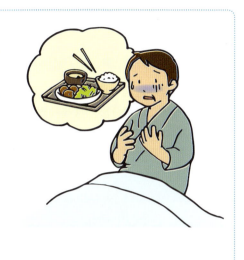

 ## 不整脈に「気づく」

- 患者が狭心症の疑いで入院していることに着目します．
- 症状の有無：四肢冷感の有無，チアノーゼの有無，冷汗の有無．
- バイタルサインの変化
  ・血圧→低下することがあります（心拍出量が減少するため）

> **観察のポイント**
> ・左脚ブロックは，洞調律の場合は心拍数の変動（乱れ）はありませんが，「幅広い波形」に変化するため，心電図モニターでもキャッチしやすい不整脈です．
> ・左心室が正常に収縮しないため，循環動態に影響を及ぼすことが多くなります．左脚ブロックを発見したら，心臓発作の二次的変化である可能性を予測します．
> ・左脚ブロックそのものによる自覚症状はありませんが，基礎疾患による症状を自覚していることがあります．
> ・食事や体動などの心負荷が増大する行為のときには注意して観察する必要があります．
> ・突然の左脚ブロックは心拍出量の低下を招くことがあるため，心拍数，血圧，四肢冷感やチアノーゼ，冷汗の有無に注意します．

第4章 不整脈各論 左脚ブロック

波形を「判断する」

- 左脚ブロックの波形は，P波とQRS波は1対1で出現し，幅広いQRS波があり，PQ時間は一定です．

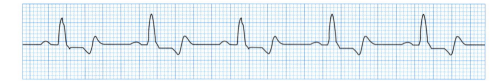

- 標準12誘導心電図では，V_1，V_2誘導でR波減高，幅広いS波がみられ，Ⅰ，aV_L，V_5，V_6誘導でR波分裂，スラーがみられ，Ⅰ，aV_L，V_5，V_6誘導でST低下，陰性T波がみられます（左脚ブロックによる影響であり，異常なST変化ではない）．

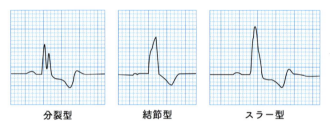

分裂型　　　　　結節型　　　　　スラー型

左脚ブロックでみられやすい特徴的なQRS波の形

- 右脚ブロック同様に不整脈に分類されますが，P波の調律で心臓の収縮は維持されているため，洞調律です．

この不整脈の原因

- 心不全，弁膜症，心筋梗塞，心筋症などの心疾患に合併することがほとんどです．
- 洞結節から出た刺激が房室接合部，ヒス束まで正常に通過し，右脚と左脚に分岐した後，左脚のみにブロック（断線）が生じます．

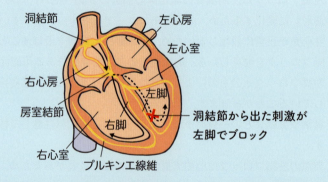

- 左脚はブロックされているため，右脚のみに刺激が伝達され，右心室が興奮します．そして，右心室から左心室へ伝達されて左心室が興奮するため，左心室の興奮が遅れます．そのため心電図では，分裂したR波を示します．

観察のステップ

ステップ1：全体のリズムを見る
⇒ 規則正しいリズム

ステップ2：P波を見る
⇒ P波がある，等間隔，同じ形である

ステップ3：QRS波を見る
⇒ 幅広いQRS波がある

ステップ4：T波を見る
⇒ T波がある

ステップ5：STを見る
⇒ STの低下がある

ステップ6：PQ時間を見る
⇒ PQ時間に異常がみられない

しかるべき「行動をする」

A　報告の緊急度

- 左脚ブロックにより心拍出量の低下を招きます．原因となる基礎疾患による影響が大きくなります．
- 特に心筋梗塞に合併した場合は予後不良となりやすく，放置すれば完全房室ブロックなど，ほかのブロックを合併し致命的になる可能性があるため，ただちに医師へ報告します．

B　報告の方法

I：看護師の○○です．
S：Kさんですが，夕食を食べ始めてから胸痛が出現し，今VAS 10/10の症状を訴えています．心拍数は70台ですが，5，6分ほど前からモニター上幅広いQRS波に移行しています．今，標準12誘導心電図をとって確認中ですが，左脚ブロックのようです．
B：入院後初めての症状です．血圧90台，心拍数60，SpO$_2$ 95%，冷汗をかいています．
A：発作の影響が考えられます．
R：すぐにきてください．酸素投与，開始しますか？
C：酸素投与を開始します．

> I（identify）：報告者の同定，S（situation）：患者の状態，B（background）：臨床経過，
> A（assessment）：状況の評価・判断，R（recommendation）：具体的な提言・要請，
> C（confirm）：指示受け内容の復唱確認．
> （p.53，Column「なぜ，『ISBARC』に沿って報告するのか？」も参照）

C すぐに行う実践

①バイタルサインの測定をします．
②胸部症状などの自覚症状の確認をします．
③心電図モニターの波形記録を残します．
④標準12誘導心電図をとります．
⑤発作を起こしている可能性があるため，急変に備えます．救急カート，除細動器，吸引の準備をしておきます．
⑥指示に従い酸素投与を開始します．

- 急変に備え，救急カート，除細動器，吸引を準備，スタッフへの声かけも同時に行います．

根拠　なぜ，除細動や胸骨圧迫などの急変時対応の準備が必要か？
左脚ブロックを引き起こす基礎疾患は，ポンプ失調を引き起こし，心原性ショックとなる可能性があります．

治療・看護を「実践する」

A 実践内容

- 周囲のスタッフに状況を知らせ，より高度なブロックへの進行などの急変に対応するため患者のそばに付き添います．
- 基礎疾患の治療に準じます．ニトログリセリン（舌下錠，スプレー，点滴）や亜硝酸薬，カテコラミンなどの昇圧薬の使用が想定されます．
- 末梢静脈路の確保や冠動脈造影検査の可能性も考慮して行動します．

B その後の観察とケア

- 突然に起きた左脚ブロックは，原因が改善されない限り危険な状況が続きます．
- 周囲が騒々しいなかで症状が続く患者の不安は多大なものとなります．
- 頻繁な声かけなど患者の不安軽減に努めながら，致死的不整脈の出現，心原性ショックになっていないかなどの急変に注意します．
- 引き続き患者のそばに付き添い，慎重に心電図モニターの観察を続けます．

準緊急事態の波形

房室接合部調律

Lさん，80歳，女性．肺炎のために入院加療中である．既往に弁膜症があったため，念のために心電図モニター管理を行っていた．
数時間おきにモニターをチェックしていたところ，心拍数60回/分台から50回/分台へと減少，P波が見当たらなくなっていることを発見．収縮期血圧90mmHg台，SpO_2 98%と変わりなく，自覚症状もない．本人は病棟内を歩いている．

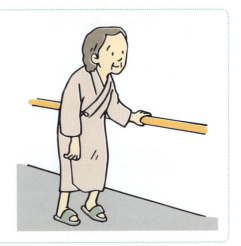

不整脈に「気づく」

- 患者の波形にP波がないことに着目します．
- 症状の有無：房室接合部調律は，ある程度の心拍数を維持していれば血圧も維持され，リズムは乱れないため自覚症状もないことも多くあります．めまいの有無．
- バイタルサインの変化
  ・血圧→低下（徐脈になると心拍出量が下がるため）
  ・心拍数→低下，徐脈（P波の欠落により補充収縮に依存するため）
  ・気分→不快（有効な心拍出が得られず，脳が虚血状態となるため）

波形を「判断する」

- 房室接合部調律の波形は，P波がない，もしくはPQ時間が0.12秒以下，もしくはP波がQRS波に重なったりQRS波の直前や後ろに出現します．
- QRSの直前にP波がある場合は，下向き（陰性）のP波のことが多く，QRS波の形は洞調律と同じです．
- 標準12誘導心電図所見では，Ⅱ，Ⅲ，aV_F誘導で陰性のP波が，Ⅰ，aV_L，V_5，V_6誘導で陰性のT波がみられます．
- 何らかの原因により洞結節から刺激が発せられず心室が興奮しなかった場合，心停止を回避するために洞結節以下の下位中枢（房室接合部，心室）が歩調取り（ペースメーカー）となって刺激を発生させます．この場合，房室接合部では毎分40〜60回，心室調律では毎分20〜40回ほどが限界であり，洞調律よりは徐脈となります．
- 房室接合部調律の心電図の波形は，心拍数の若干の減少のみで，P波が見当たらない以外は，正常のものとほぼ同じです．

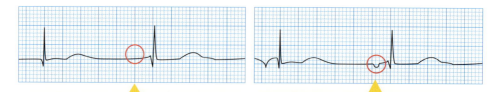

P波がない，もしくはPQ時間が0.12秒以下，もしくはQRS波の直前，上，後ろにP波がある

QRSの直前にある場合は下向きのP波のことが多い

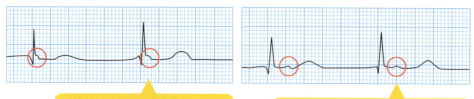

QRS波の上にP波が重なっている．QRS波の形は正常洞調律と同じ

P波がQRS波の後にある（逆行性P波）

根拠　PQ時間が0.12秒以下の意味は？

0.12秒以下のPQ時間は，そのP波とQRS波がつながっていないことをないことを表します．つまり，その場合のP波とQRS波は無関係に出現していることになります．

▍この不整脈の原因

- 心筋梗塞や心筋症でみられることがあります．
- 基礎疾患がない場合もあり，たとえば全身麻酔の手術後などで，低体温が影響していることもあります．
- 何らかの原因により洞結節からの刺激が発せられない，もしくは途絶により起こります．

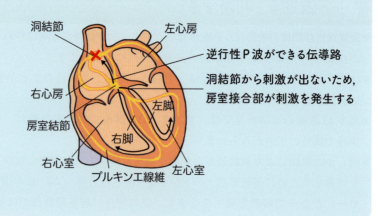

観察のステップ

ステップ1：全体のリズムを見る
⇒ 規則正しいリズム

ステップ2：P波を見る
⇒ P波がない，もしくはP波はあるがQRS波の直前や上に重なったり，後ろにある（房室接合部から出た刺激が洞結節のほうにも流れるため，その刺激によってP波が出る＝逆行性P波．前ページ参照）

ステップ3：QRS波を見る
⇒ QRS波に異常はみられない

ステップ4：T波を見る
⇒ T波がある

ステップ5：STを見る
⇒ ST，T波の変化がない（徐脈や基礎疾患による影響で変化することもある）

ステップ6：PQ時間を見る
⇒ P波が存在しないため計測できない

しかるべき「行動をする」

A　報告の緊急度

- 洞結節の刺激発生の役割を房室接合部が代行して循環を維持している状態であり，今後房室接合部での代償が利かなくなることも予想されます．
- 原因となる基礎疾患への対応が必要となるため，<u>ただちに医師に報告</u>します．

B　報告の方法

I：看護師の○○です．
S：Lさんですが，心拍数が60台から50台前半ベースへと低下し，モニター上，P波が消失しています．
B：モニターを追って見たところ，1時間ほど前から60台の洞調律から50台の房室接合部調律へと変化しているようです．自覚症状はなく，血圧も90台，SpO$_2$ 98％で変わりありません．意識も清明です．
A：緊急度が高いと判断し，ご本人にはベッドで安静にしてもらっています．
R：診察をお願いします．標準12誘導心電図をとりますか？
C：標準12誘導心電図をとります．結果が出たら報告します．

　　I（identify）：報告者の同定，S（situation）：患者の状態，B（background）：臨床経過，
　　A（assessment）：状況の評価・判断，R（recommendation）：具体的な提言・要請，
　　C（confirm）：指示受け内容の復唱確認．
　　（p.53，Column「なぜ，『ISBARC』に沿って報告するのか？」も参照）

C　すぐに行う実践

①バイタルサインの測定をします．
②胸部症状などの自覚症状の確認をします．
③心電図モニターの波形記録を残します．
④標準12誘導心電図をとります．

- 急変に備え，<u>救急カート，除細動器，吸引</u>の準備をしておきます．
- 標準12誘導心電図は医師到着まで外さずに付けたままにしておくことも考慮します（ただし，除細動や胸骨圧迫が必要となった場合には，すみやかに外せるようにしておきます）．

> **根拠**　なぜ，標準12誘導心電図を医師到着まで着けたままにしておくのか？
> 波形の変化をリアルタイムに測定できるように，必要に応じて標準12誘導心電図を装着したままにして，様子をみます．

治療・看護を「実践する」

A　実践内容

- 周囲のスタッフに状況を知らせ，急変に対応するため患者のそばに付き添います．
- 基礎疾患の治療に準じます．房室接合部調律となった背景には，高度のブロックなどの不整脈が存在することもあるため，ペースメーカーの適応も念頭におきます．
- 虚血性心疾患が原因であった場合，ニトログリセリン（舌下錠，スプレー，点滴）や亜硝酸薬，カテコラミンなどの昇圧薬の使用が想定されます．
- 末梢静脈路の確保や冠動脈造影検査の可能性も考慮して行動します．

B　その後の観察とケア

- 洞調律ではない歩調取りで循環を維持しているため，患者に歩き回らずベッドで安静にするように説明し，急変に備えます．
- 尿道カテーテルの留置や床上排泄なども検討します．
- 徐脈の進行に注意して観察します．

準緊急事態の波形

心室調律

Mさん，76歳，男性．原因不明の発熱があり，精査加療目的で入院していた．病棟ラウンドで訪室したところ，ぼんやりとしており，反応が明らかに鈍いと感じたため，脈を触診すると30回/分台であった．
心電図モニターを装着したところ，P波がなく，幅広いQRS波，心拍数30回/分台であった．顔面蒼白，手足は冷たく，しっとりとした冷たい汗をかいている．

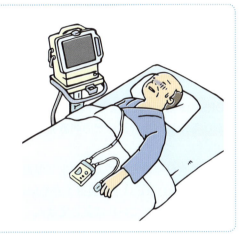

不整脈に「気づく」

- 患者がぼんやりしていること，波形にP波がないことに着目します．
- 症状の有無：「ぼーっとする感じ」「立ちくらみのような感じ」などの自覚症状の有無，意識レベルの低下の有無．
- バイタルサインの変化
  ・心拍数→低下（補充収縮に依存するため）
  ・血圧→低下（心拍出量が下がるため）
  ・意識レベル→低下（徐脈や1回拍出量低下による脳の虚血状態のため）

観察のポイント
- 心拍数の減少により血圧も低下，脳血流も低下していることが予想されます．
- 自覚症状を確認しながら，血圧値，心拍数も観察します．
- 反応の鈍さから，脳疾患の発症も視野に入れながら，四肢麻痺や瞳孔所見，呼吸状態なども併せて観察します．

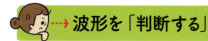

波形を「判断する」

- 心室調律の波形は，P波はなく，幅広いQRS波（0.12秒以上）がみられます．

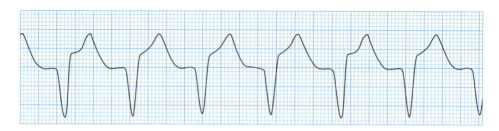

- QRS幅が広いほど，より下位の中枢から発生した刺激を表し，緊急度が高くなります．
- 洞結節や房室接合部などの刺激発生機能の障害により発生：徐脈（心拍数60回／分以下）．
- 心室の自動能の亢進により発生：促進型*（心拍数60～100回／分）．
- 促進型（AIVR）は予後良好で自然回復します．
- 循環動態が保てていれば緊急度は低くなります．
- 心室が発生させている心拍数は20～40回／分ほどが限界であり，洞調律より徐脈となります．
- 状態の悪化時には，洞調律→房室接合部調律→心室調律へと，上位から下位へと変化していきます．

この不整脈の原因

- 心筋梗塞，心筋症などにみられることがあります．
- 何らかの原因により洞結節からも房室接合部からも刺激が発せられなかった場合に，心室調律となり得ます（p.97，「房室接合部調律」を参照）．

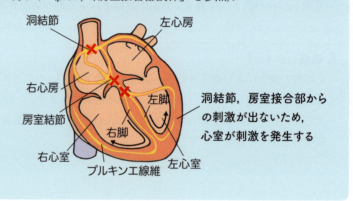

* 促進型：心室調律には促進型（acceraleted idioventricular rhythm；AIVR）があり，心拍数100回／分程度の心室調律をみることがある．下位である心室の刺激発生機能が促進し，上位からくる刺激よりも上回ったときに起こる．この場合，血行動態への影響も少なく，予後は良好とされている．

観察のステップ

ステップ1：全体のリズムを見る
　⇒　規則正しいリズム

ステップ2：P波を見る
　⇒　P波はない

ステップ3：QRS波を見る
　⇒　幅広いQRS波（0.12秒以上）がある

ステップ4：T波を見る
　⇒　T波が不明瞭

ステップ5：STを見る
　⇒　ST，T波の変化が不明瞭

ステップ6：PQ時間を見る
　⇒　P波が存在しないため計測できない

しかるべき「行動をする」

A　報告の緊急度

- 心拍数30回/分台と高度の徐脈であり，生命維持に必要な循環動態は維持できていないと思われるため，ただちに医師に報告します．

B　報告の方法

I：看護師の○○です．

S：Mさんですが，心拍数30台の徐脈になっています．P波も不明瞭で，現在も変わりありません．

B：反応が鈍くぼんやりとしていて，意識レベルはJCS I-3，血圧70台です．

A：いつからの徐脈かは不明ですが，顔面蒼白で冷汗をかいており，緊急度が高い状態です．

R：すぐにきてください．SpO₂も測定不能ですが，酸素投与を開始しますか？

C：わかりました．酸素を2Lで開始ですね．他に準備するものはありますか？

　　I（identify）：報告者の同定，S（situation）：患者の状態，B（background）：臨床経過，

　　A（assessment）：状況の評価・判断，R（recommendation）：具体的な提言・要請，

　　C（confirm）：指示受け内容の復唱確認．

　　（p.53，Column「なぜ，『ISBARC』に沿って報告するのか？」も参照）

C すぐに行う実践

①スタッフに声をかける．
②バイタルサインの測定をする．
③指示に従い酸素投与を開始する．
④急変に備え，救急カート，除細動器，吸引の準備をする．バッグバルブマスク（BVM）は，すぐに使えるようにしておく．
⑤標準12誘導心電図をとる．
⑥心電図モニターの波形記録を残す．

> **根拠　なぜ，酸素投与を開始するか？**
>
> 四肢末梢の血流が低下しているために，酸素飽和度が測定できないことがあります．また，数値が表示されていても正しい値ではない場合もあります．そのため，患者の状態から酸素欠乏が予測される場合には，酸素投与を考慮します．
>
> 手足が冷たい症状は，重要臓器に血液をいかせようとして，四肢末梢の血流を制限していることを表しています．しっとりした冷たい汗は交感神経の刺激を表す特徴的な症状で，生命の危機状態であることを予測できます．
>
> 経過観察をしながら，急変に備えます．すでに意識障害を伴う高度徐脈であり，心肺蘇生が必要となる可能性が高い状況です．

治療・看護を「実践する」

A 実践内容

- 急変に対応するため患者のそばに付き添います．
- 治療は基礎疾患の治療に準じます．
- 虚血性心疾患が原因であった場合，ニトログリセリン（舌下錠，スプレー，点滴）や亜硝酸薬，カテコラミンなどの昇圧薬の使用が想定されます．
- 末梢静脈路の確保や冠動脈造影検査の可能性も考慮して行動します．

B その後の観察とケア

- すでに意識障害をきたしており，脳血流が不足していることがわかります．
- より徐脈になることも予想されるため，そばを離れず意識レベル，バイタルサインの観察を密に行い，反応がなくなるようであれば，ただちに胸骨圧迫を開始します．

準緊急事態の波形

完全房室ブロック

Nさん，45歳，女性．ときどき自覚するめまいと，ふらつきの訴えがあり．脈をとったところ，30回/分台だった．本人は「今は大丈夫ですけどね……」と話している．顔色もよく，意識清明である．
心電図モニターを装着したところ，やはり心拍数30回/分台，P波とQRS波がばらばらに出現している様子だった．収縮期血圧180mmHg台，SpO₂ 98%であった．

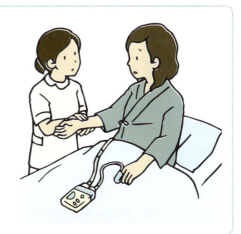

 ## 不整脈に「気づく」

- 患者のときどき自覚するめまいと，ふらつきの訴えに着目します．
- 症状の有無：脈が飛ぶ感じの有無，喉のつかえ感の有無，めまいの有無，ふらつきの有無，意識消失の有無など．
- バイタルサインの変化
  ・心拍数→低下（伝導障害による補充収縮に依存しているため）
  ・血圧→低下・上昇（循環を維持するため代償反応によりみられる）

観察のポイント

- めまいやふらつきの原因には，脳神経を原因とする場合と，循環血液量の不足による脳虚血による場合が考えられます．
- めまいやふらつきを訴えた場合には，脳神経系統によるものか，循環系統によるものかを見極めるために，まず脈をとり，欠滞（脈拍が途切れること）がないかに着眼し，観察します．
- 徐脈の代償反応として，血圧の上昇が生じていることもあります．血圧が高い場合は，そのことで代償し循環を維持できている状態です．
- いつ血圧低下やアダムス・ストークス発作（失神）を起こしてもおかしくないことを念頭におきます．

▶ 波形を「判断する」

● 完全房室ブロックの波形は，P波はP波で独立したリズムで出現し，QRS波はQRS波で独立したリズムで出現します．

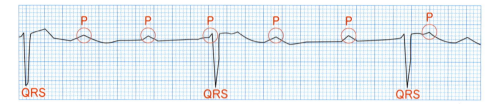

● P波の数とQRS波の数が異なり，P波＞QRS波（P波が多い）です．
● PQ時間は一定ではなく，PP間隔とQRS間隔は一定です．
● より下位から出た刺激ほど，QRS時間が長くなり幅が広くなります．

根拠　なぜ，P波＞QRS波なのか？

P波とQRS波に関連性がないため数が異なります．それぞれの刺激発生機能は維持されているため，おのおの独立してリズムが出現します．

▍この不整脈の原因

・心筋梗塞や心筋炎などの基礎疾患による影響がある場合と，そのような基礎疾患がない場合があります．
・房室接合部より下（ヒス束）の伝導障害により，心房からの刺激の，それ以下への伝達が途絶することにより起こります．ほかは「Ⅰ度房室ブロック」に準じます．

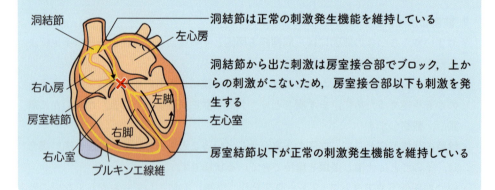

観察のステップ

ステップ1：全体のリズムを見る
⇒ PPリズム一定．QRSリズム一定．P波とQRS波の数が一致しない

ステップ2：P波を見る
⇒ P波がある．規則的に出現する

ステップ3：QRS波を見る
⇒ QRS波がある．規則的に出現する

ステップ4：T波を見る
⇒ T波がある

ステップ5：STを見る
⇒ 高度徐脈や基礎疾患による影響で変化することがある

ステップ6：PQ時間を見る
⇒ 不整である

しかるべき「行動をする」

A　報告の緊急度

- すでに徐脈であり，アダムス・ストークス発作（失神）の可能性があるため，発見したら，ただちに医師に報告します．

B　報告の方法

I：看護師の○○です．
S：Nさんですが，モニターを装着したところ，心拍数30台，P波とQRS波がばらばらに出現しています．完全房室ブロックのようです．
B：ときどき眩暈とふらつきを自覚していたようです．現在は意識も清明で，症状はなく，血圧は180台です．
A：血圧も高く，症状はありませんが，緊急度が高いと思います．
R：すぐにきてください．酸素投与を開始しますか．
C：酸素投与を開始します．

　　I（identify）：報告者の同定，S（situation）：患者の状態，B（background）：臨床経過，
　　A（assessment）：状況の評価・判断，R（recommendation）：具体的な提言・要請，
　　C（confirm）：指示受け内容の復唱確認．
　　（p.53，Column「なぜ，『ISBARC』に沿って報告するのか？」も参照）

C　すぐに行う実践

①スタッフに声をかける．
②バイタルサインの測定をする．
③指示に従い酸素投与を開始する．
④急変に備え，救急カート，除細動器，吸引の準備をする．バッグバルブマスク（BVM）は，すぐに使えるようにしておく．
⑤標準12誘導心電図をとる．
⑥心電図モニターの波形記録を残す．

- 心電図の波形を記録し，モニター画面による観察，バイタルサインの測定を続け，急変対応に備えます．

根拠　なぜ，急変対応に備えるか？
高度房室ブロック同様に，急激な失神発作を起こす可能性があります．

治療・看護を「実践する」

A　実践内容

- 急変に対応するため患者のそばに付き添います．
- 治療は基礎疾患の治療に準じます．
- 失神発作を伴う場合には，ペースメーカー挿入の適応となります．
- 緊急度が高い場合には，経皮的ペーシングを実施することもあります．
- 末梢静脈路を確保します．

B　その後の観察とケア

- 頻繁な声かけなど，患者の不安軽減に努めながら，徐脈の進行などの急変に注意します．
- 引き続き患者のそばに付き添い，慎重に心電図モニターの観察を続けます．
- 多くの場合，ペースメーカーの適応となります．

準緊急事態の波形

心房粗動（2：1以上）

> Oさん，50歳，男性．弁膜症が既往にある心不全で入院加療，モニター観察中であった．
> 入院時は洞調律であったが，心不全傾向の悪化により，昨日より心房細動に移行していた．フロセミドの静脈注射をしたところ，しばらくしてRR間隔が規則的になっていることに気づいた．自覚症状はない．

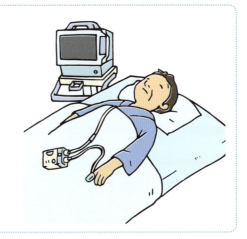

不整脈に「気づく」

- ばらばらに不整だったRR間隔が整っていることに着目します．
- 症状の有無：動悸の有無，気分不快の有無など．
- バイタルサインの変化
  ・心拍数→増加（2つのF波に対し，QRS波が1つ出現するため）
  ・血圧→低下（頻脈に伴い，血液が心室に充満する前に拍出となるため）

> **観察のポイント**
> ・心房細動の患者は，心房粗動に移行する可能性を常に念頭におきます．心房細動の乱れたRR間隔が整うと洞調律に復帰したと思いがちです．2：1の心房粗動では1つ目のF波（心房粗動にみられるノコギリ状の波）が，先行する波形のT波に乗っていることがあり，T波と見間違うことがあるため注意が必要です．
> ・利尿薬で体内の水分を減らす治療を行っていても，水分バランスの変化に影響のある処置後は慎重に観察します．
> ・洞調律にもどったか？　心房粗動への移行か？　の2つの視点で判読します．
> ・心房細動と同様，長く続く場合には血栓ができるリスクを考えます．

波形を「判断する」

● 心房粗動の波形は，心室へ伝達されたF波にQRS波が続きます．F波とQRS波は2：1の割合で出現しています．

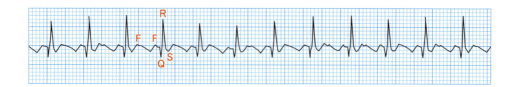

● 心拍数が速いと，洞性頻脈と鑑別しにくいことがあります．標準12誘導心電図の，Ⅱ，Ⅲ，aV$_F$，V$_1$，V$_2$誘導で所見としてF波が見やすいです．

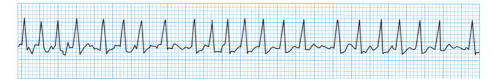

F波とQRS波が1:1〜3:1で出現している

心房粗動（1：1）と（3：1）が混在している波形

● 鑑別診断：PSVT（p.122参照）は房室接合部のリエントリーで生じます．

この不整脈の原因

- 弁膜症や心筋炎，心肥大など心房に負荷がかかっている場合に多くみられます．
- 心房内でのリエントリーの発生が原因となります．

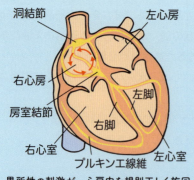

異所性の刺激が，心房内を規則正しく旋回する（リエントリー）．心房粗動のF波は250〜350回/分だが，すべては伝達されない．

心房粗動

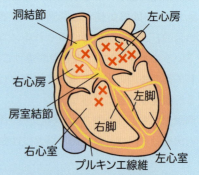

心房内のあちこちからから出た刺激により，心房が無秩序に興奮する．心房細動のF波は350〜600回/分．

心房細動

観察のステップ

ステップ1：全体のリズムを見る
 ⇒ 規則正しいリズムである

ステップ2：P波を見る
 ⇒ P波の代わりに，のこぎり状のF波がある

ステップ3：QRS波を見る
 ⇒ F波に対し，一定の伝導比でQRS波がある

ステップ4：T波を見る
 ⇒ T波がある

ステップ5：STを見る
 ⇒ 血行動態により変化することがある

ステップ6：PQ時間を見る
 ⇒ P波が存在しないため計測できない

しかるべき「行動をする」

A　報告の緊急度

- 1：1の伝導比では，心室頻拍と同様の状態となり，血行動態に及ぼす影響が大きくなるため，ただちに医師へ報告します．
- 心房粗動が持続すれば，心臓の負担が増大し疲弊してしまい，徐脈になったり，ポンプ機能失調により，心不全をきたすこともあります．
- 2：1以下の伝導比であっても心拍数が速くなればなるほど，1：1と同じような状況になるため，心拍数や発汗状況など患者の症状を合わせて観察します．

B　報告の方法

Ｉ：看護師の〇〇です．
Ｓ：心房細動で経過していたOさんですが，5分ほど前からRR間隔が規則的になり，心拍数115回/分になっています．
Ｂ：30分ほど前に定時のラシックス®（フロセミド）を静脈注射した後，反応尿が300mLほど出ています．現在の血圧は100台で心房細動のときと変化はありませんが，動悸を訴え，冷や汗をかいています．
Ａ：F波とQRS波との比率から，2：1心房粗動への移行が考えられます．
Ｒ：診察をお願いします．標準12誘導心電図をとりますか．
Ｃ：標準12誘導心電図をとります．除細動と救急カートの準備はできています．酸素投与量を1L増量ですね．

　　Ｉ（identify）：報告者の同定，Ｓ（situation）：患者の状態，Ｂ（background）：臨床経過，Ａ（assessment）：状況の評価・判断，Ｒ（recommendation）：具体的な提言・要請，Ｃ（confirm）：指示受け内容の復唱確認．（p.53，Column「なぜ，『ISBARC』に沿って報告するのか？」も参照）

C すぐに行う実践

①バイタルサインの測定をします.
②意識レベル,動悸や気分不快などの自覚症状の確認をします.
③標準12誘導心電図をとります.
④心電図モニターの波形記録を残します.
⑤急変に備え,救急カート,除細動器,吸引の準備をします.
⑥指示に従い酸素投与を開始し,静脈路の確保を行います.

根拠 **なぜ,急変に備えるか?**

1:1伝導比の心房粗動への移行も考えられるため,急変に備える必要があります.
F波は250〜300回/分であるため,1:1伝導比になると,心拍数も250〜350回/分になることがあるため危険です.頻脈の状態が続くことで,心臓のポンプ機能の失調を引き起こし,心原性ショックとなる可能性があります.

Column **除細動の役割**

　細かく動いている心臓に対し,除細動で強い刺激を与えることでリズムをリセットします.
　走り回っている園児を前に笛を吹いて整列をうながし,端から点呼するような感じのイメージです.つまり,細かい動きがないと除細動は役目を果たせないので,徐脈や電気的な動きがない心停止は適応外となります.

治療・看護を「実践する」

A 実践内容

- 周囲のスタッフに状況を知らせ，補液や薬剤投与を予想して，必要ルートの確保をします．
- 基礎疾患がない場合もあるため，薬物治療もしくは除細動を行います．
- 除細動による火傷を防ぐため湿布などの貼付剤の使用がないか確認しておきます．

B その後の観察とケア

- β遮断薬やカルシウム拮抗薬，抗不整脈薬などは心臓の働きを弱める可能性もあるため，病態により除細動が慎重に検討されます．
- 引き続き，患者のそばで急変に注意しながら観察を続けます．

Column　血圧の決定因子

血圧の決定因子は，①循環血液量，②心収縮力，③心拍数，④末梢血管抵抗です．
この4つで欠けている部分，悪化している部分を補う治療を行います．たとえば輸液，カテコラミン，ノルアドレナリンなどです．
この視点でアセスメントすることで，次の治療方針が見えてきます．

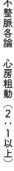

要注意の波形

心房期外収縮（PAC）

Pさん，65歳，男性．慢性閉塞性肺疾患（COPD）の増悪にて入院した．
バイタルサインの測定のため訪室すると「脈がとぶような感じがする」「ときどき，ドキッとするような感じがする」との訴えがあった．
脈拍を測定すると64回/分であり，脈が触れないときがあった．

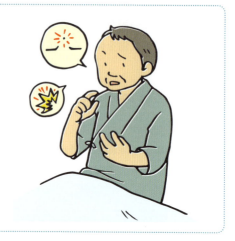

不整脈に「気づく」

- 患者の「脈がとぶような感じがする」「ドキッとするような感じがする」という訴えに着目します．
- 症状の有無：脈がとぶような自覚症状の有無，動悸の有無，悪心の有無．
- バイタルサインの変化
  ・脈拍数→増加（通常より早いタイミングで心臓が収縮するため）
  ・血圧→一時的に低下する場合がある（心房に十分に血液が充満する前に早いタイミングで心房が収縮するため，1回拍出量が減少し血圧が低下する）

> **観察のポイント**
> ・「脈がとぶような感じがする」「ドキッとするような感じがする」それは，期外収縮の特徴的な症状です．
> ・期外収縮が起きても，自覚症状がないことがほとんどです．自分で脈をとっていて，ときどき脈が抜ける（とぶ）ことがある，健康診断などで指摘されて初めて気がつくということが多くみられます．

波形を「判断する」

- 心房期外収縮（PAC）の波形の特徴は，予測されるタイミングより早いP波と，それに続くQRS波です．
- P波は，通常とは違う場所で発生するため形が異なりますが，基本的にQRS波は通常の形と同じです．

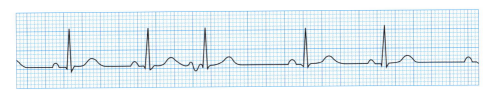

この不整脈の原因

- 心房期外収縮（PAC）の原因は，心筋炎や心筋梗塞，心臓弁膜症などの循環器疾患です．
- 健常者であっても，ストレス，睡眠不足，過労，カフェインの摂取，飲酒，喫煙などが原因で出現することがあります．

観察のステップ

ステップ1：全体のリズムを見る
⇒ 基本は洞調律だが，通常より早いタイミングで出現するP波と，それに続くQRS波がある．RR間隔が短縮する

ステップ2：P波を見る
⇒ タイミングが早く出現するP波は，通常のP波と形が異なる（P'波）

ステップ3：QRS波を見る
⇒ P'波に続くQRS波の形は，通常のQRS波と同じである

ステップ4：T波を見る
⇒ T波に異常はみられない

ステップ5：STを見る
⇒ STに異常はみられない

ステップ6：PQ時間
⇒ P'波とそれに続くQ波も通常と同じタイミングで出現するため変化はない

しかるべき「行動をする」

A 報告の緊急度

- 通常，心房期外収縮（PAC）が治療の対象となることは少ないため，報告の緊急度は低くなります．頻度や自覚症状の有無，PACが頻発する場合には，血圧などの循環動態に注意し，経過を観察します．
- 心房細動（AF）に移行した場合には，標準12誘導心電図をとり，医師へ報告します．

B 報告の方法

I：看護師の○○です．
S：COPDで入院中のPさんですが，ときどき脈がとぶような自覚があります．悪心や動悸の自覚はありません．
B：入院前にも同じような症状があったそうです．
A：心電図モニターでは，通常より早く出現するP波と通常と同じ形のQRS波を認めるためPACと判断します．現在，AF（心房細動）への変化はありません．
R：AFへの移行に注意し，経過観察でよろしいでしょうか？
C：AFへの移行に注意し，経過観察を続けます．

 I（identify）：報告者の同定，S（situation）：患者の状態，B（background）：臨床経過，
 A（assessment）：状況の評価・判断，R（recommendation）：具体的な提言・要請，
 C（confirm）：指示受け内容の復唱確認．
 （p.53，Column「なぜ，『ISBARC』に沿って報告するのか？」も参照）

C すぐに行う実践

①自覚症状の有無，血圧などの循環動態を観察する．
②心房期外収縮（PAC）の波形を記録する．
- PACは健常者でもみられることがあり，通常，単発のPACだけで治療することはほとんどありません．
- 頻発するPACはTa on P* となり，AF（心房細動）へ移行する原因ともなるため注意が必要です．

---

* Ta on P：Ta波とは，心房興奮における再分極のときにみられる波形で，心房性T波ともよばれる．P波に引き続いて現れ，STの前半まで続く．このタイミングに，PACなどでP波が出現することをTa on Pといい，心房細動へ移行する原因になる．

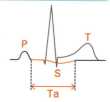

治療・看護を「実践する」

A 実践内容

- 自覚症状が非常に強い場合や,頻度が高く血行動態や心機能に悪影響を及ぼすような場合,発作性心房細動（PAF）や心房粗動のトリガー（きっかけ）となるような場合は,治療の対象となります.
- 治療としては,β遮断薬などによる薬物療法やカテーテルアブレーション（p.126, Column「カテーテルアブレーション」を参照）などが行われます.

B その後の観察とケア

- 入院によるストレスや睡眠不足が心房期外収縮（PAC）の原因となる場合もあるため,ストレスの軽減,十分な睡眠がとれるように看護ケアを行うことが必要です.

要注意の波形

心房細動（AF）/ 発作性心房細動（PAF）

Qさん，74歳，女性．急性心不全で入院中である．いつもは洞調律であったが，突然，心電図モニターにて120回/分台の頻脈となった．訪室すると動悸の訴えがあった．
3時間後，再び訪室すると「息が苦しい」との訴えがあり，起座位となっていた．

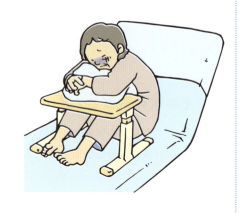

不整脈に「気づく」

- 患者の動悸の訴え，心電図モニターでの突然の頻脈に着目します．
- **症状の有無**：動悸の有無，嘔気の有無，意識消失の有無．
- バイタルサインの変化
  ・脈拍数→増加（洞結節以外から異常な電気信号により，心房が細かく動くため）
  ・血圧→低下（心房の有効な収縮がなくなるため）
  ・SpO_2→低下（心房細動が長期化した場合，心不全となるため）

> **観察のポイント**
> ・心房細動（AF）では，心拍数が急激に増加するため動悸を自覚することがあります．

波形を「判断する」

- 心房細動（AF）／発作性心房細動（PAF）の波形の特徴としては，RR間隔が不規則であり，P波がなく，F波と呼ばれる細かい波があります．

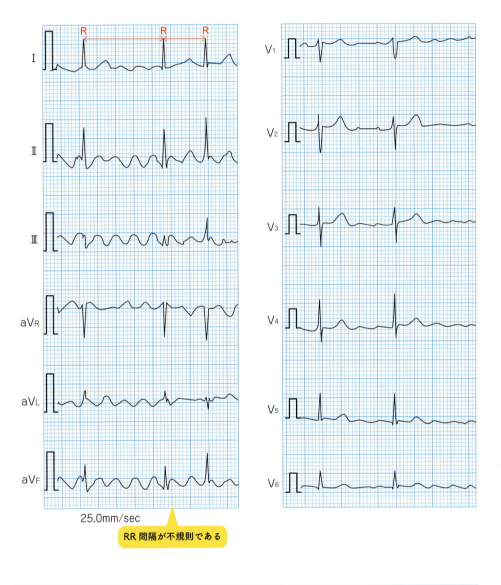

RR間隔が不規則である

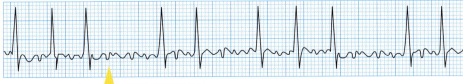

P波が確認できない．細かい波（F波）がある

> **この不整脈の原因**
> ・通常は心臓が収縮するための刺激は洞結節から発生しますが，加齢や甲状腺機能亢進症，呼吸器疾患（呼吸器外科術後），心不全などにより心房に負荷がかかることで，洞結節以外の場所（もっとも多いのは4本ある肺静脈の付け根）から刺激が発生し，それが心房細動の原因となります．

観察のステップ

ステップ1：全体のリズムを見る
　⇒　RR間隔がまったく不規則である

ステップ2：P波を見る
　⇒　P波がない．F波と呼ばれる基線が不規則な細かい波がある

ステップ3：QRS波を見る
　⇒　QRS波に異常がみられないが，間隔は不規則である

ステップ4：T波を見る
　⇒　T波に異常がみられない

ステップ5：STを見る
　⇒　STに異常がみられない

ステップ6：PQ時間
　⇒　P波が存在しないため計測できない

しかるべき「行動をする」

A　報告の緊急度

- 心房細動（AF）は，血圧などの循環動態が保たれている場合でも長期化すると，さまざまな悪影響を及ぼすため，緊急ではないにせよ注意が必要な不整脈です．
- AFでは，心房の有効な収縮が消失してしまうため，心房と心室の血液のバケツリレーがうまく行えなくなってしまい（p.49, 50参照），1回拍出量や血圧が低下する場合があります．
- 長引くAFは，心不全や血栓形成のリスクとなるため，出現した場合には早めに医師へ報告することが重要です．

B　報告の方法

I：看護師の○○です．
S：急性心不全で入院中のQさんですが，心電図モニターにて120回/分台の頻脈となり，動悸の自覚症状があります．血圧の変動はありません．
B：入院中は60〜70回/分の洞調律で経過していました．
A：RR間隔は不規則でP波がなく，F波を認めるため心房細動と判断します．昨日から尿量が減少しており，頸静脈も軽度怒張しているため心不全が悪化し，心負荷によ

り心房細動となった可能性があります．
R：利尿薬の投与はどうしますか？
C：標準12誘導心電図を実施し，利尿薬を投与します．

I（identify）：報告者の同定，S（situation）：患者の状態，B（background）：臨床経過，
A（assessment）：状況の評価・判断，R（recommendation）：具体的な提言・要請，
C（confirm）：指示受け内容の復唱確認．
（p.53，Column「なぜ，『ISBARC』に沿って報告するのか？」も参照）

C すぐに行う実践

①標準12誘導心電図の記録をし，バイタルサイン，自覚症状を確認します．
②治療のための抗不整脈や除細動の準備と実施をします．

治療・看護を「実践する」

A 実践内容

- 心房細動（AF）の薬物療法では，心拍数のコントロールとしてカルシウム拮抗薬やβ遮断薬が使用され，調律（リズム）のコントロールとして，アミオダロン塩酸塩が使用されます．
- AFによる血栓形成を予防するために，ワルファリンカリウムやヘパリンナトリウムといった薬剤による抗凝固療法も同時に行われることが多いです．
- AFにより循環動態が不安定となり，少しでも早く洞調律へ回復させたい場合には電気的除細動による治療が行われることがあります．
- AFは長期化すると治療が難しくなり，心不全の悪化や血栓形成などのリスクを高めるため，出現した際には早めに報告し，対応することが重要です．

B その後の観察とケア

- 患者がきちんと治療薬を内服できているか確認し，抗凝固療法に伴う出血傾向がないか観察することが大切です．
- 血栓形成のリスクがあるため，AFのある患者では特に安静臥床や脱水に注意し，適度な運動や水分摂取をうながします．

要注意の波形

発作性上室頻拍（PSVT）

Rさん，38歳，女性．発作性上室頻拍（paroxysmal supraventricular tachycardia：PSVT）の診断により循環器病棟に入院中である．
入院後，薬物療法により洞調律となったが，再び動悸が出現した．標準12誘導心電図をとると心拍数150回/分の頻脈であった．動悸以外の自覚症状はない．

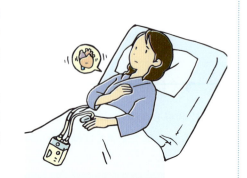

不整脈に「気づく」

- 患者の動悸の訴え，標準12誘導心電図での頻脈に着目します．
- 症状の有無：動悸の有無，めまいの有無，重症例ではアダムス・ストークス症候群（意識消失）の有無
- バイタルサインの変化
  ・脈拍数→増加（リエントリー回路が作られ，異常な電気刺激が発生するため）
  ・血圧→低下もしくは不変（心拍出量が低下することがあるため）
  ・意識レベル→低下する場合がある（心拍数が増加しすぎて心拍出量が低下し，脳が虚血状態となるため）

観察のポイント
- 発作性上室頻拍（PSVT）は，突然起き，突然終わる動悸を訴えることが多くみられます．
- ほかの頻脈と同様に，心拍数が増加しすぎると心拍出量が低下し，めまいや意識消失を引き起こします．
- PSVTが持続するような場合には，心不全となったり，最悪の場合は致死性不整脈である心室細動（VF）へ移行する可能性もあります．

波形を「判断する」

- 発作性上室頻拍（PSVT）の波形の特徴は，RR間隔が一定であり，洞調律と同じ形の幅の狭いQRS波の心電図波形です．

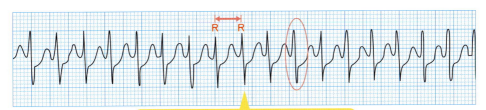

RR間隔一定で幅の広いQRS波がみられる（II誘導）

この不整脈の原因

- 発作性上室頻拍（PSVT）は，心臓の中にリエントリー（回帰性）回路と呼ばれる電気刺激がグルグルと回るような回路が作られることが原因で発生します．

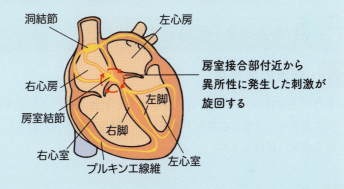

- PSVTは発生部位により，房室結節回帰性頻拍（AVNRT），房室回帰性頻拍（AVRT）などに分類されます．

房室結節回帰性頻拍（AVNRT）の波形

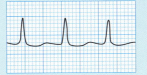

I誘導
幅の狭いQRS波（Narrow QRS）がみられる

II誘導
II，III，aV_F誘導で偽性S波がみられる

房室回帰性頻拍（AVRT）の波形

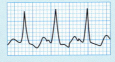

I誘導
幅の狭いQRS波（Narrow QRS）がみられる

II誘導
QRS波の後に逆行性P波がみられる

観察のステップ

ステップ1：全体のリズムを見る
⇒ RR間隔は短縮し，一定である

ステップ2：P波を見る
⇒ P波は認められない（AVNRT），もしくはQRS波の後に逆行性P波を認める（AVRT）

ステップ3：QRS波を見る
⇒ 幅の狭いQRS波（Narrow QRS）であり，QRS波の形は洞調律と同じ（脚ブロックを合併するとQRS波の形は変化する）

ステップ4：T波を見る
⇒ T波に異常はみられない

ステップ5：STを見る
⇒ STに異常はみられない

ステップ6：PQ時間を見る
⇒ P波が認められないときは計測できない

しかるべき「行動をする」

A　報告の緊急度

- 発作性上室頻拍（PSVT）は，非常に早い頻脈発作により意識消失などの症状を伴うことがあり，注意が必要な不整脈です．循環動態が保たれている場合でも，なるべく早く医師へ報告します．

B　報告の方法

I：看護師の○○です．
S：PSVTで入院中のRさんですが，心拍数が150回/分となり動悸を訴えています．
B：入院時もPSVTでしたがATP（アデノシン三リン酸二ナトリウム水和物）の投与により洞調律へもどり，日中も洞調律で経過していました．
A：12誘導心電図でP波は認められません．幅の狭いQRS波が同じ間隔であることからPSVTが再び出現したと考えられます．
R：迷走神経刺激法を実施したほうがよろしいでしょうか．
C：迷走神経刺激法を実施します．

> I（identify）：報告者の同定，S（situation）：患者の状態，B（background）：臨床経過，
> A（assessment）：状況の評価・判断，R（recommendation）：具体的な提言・要請，
> C（confirm）：指示受け内容の復唱確認．
> (p.53，Column「なぜ，『ISBARC』に沿って報告するのか？」も参照)

C すぐに行う実践

①バイタルサインの測定（血圧，意識レベルなど）をします．
②自覚症状の有無の観察をします．
③標準12誘導心電図の記録をします．
④迷走神経刺激法を実施します（Column「迷走神経刺激法」を参照）．

治療・看護を「実践する」

A 実践内容

- 発作性上室頻拍（PSVT）が既往にある患者が，動悸や息切れ，胸の違和感などを自覚した場合には，本当にPSVTによる症状なのかを裏づけるために標準12誘導心電図をとることが必要です．
- PSVTの発作が出現し，循環動態が安定している場合には迷走神経刺激法を行います（Column「迷走神経刺激法」を参照）．
- 迷走神経刺激法で効果がなければ，ATP（アデノシン三リン酸二ナトリウム水和物），カルシウム拮抗薬，β遮断薬による薬物療法が行われます．静脈路の確保が必要となります．
- 循環動態が不安定な場合には，いち早くPSVTを停止させる必要があるため，緊急で除細動を行うことがあります．
- 除細動を行う際には，その前後で，除細動により正常波形にもどったかを確認するために標準12誘導心電図を記録します．また，除細動を行うときには，患者の苦痛を軽減するために鎮静を行います．

Column　迷走神経刺激法

　迷走神経刺激法とは，迷走神経が刺激されると房室伝導が抑制されるという特徴を利用し，発作性上室頻拍（PSVT）などの頻脈発作を改善する方法です．代表的な迷走神経刺激法は以下の通りです．

- バルサルバ法：息をこらえることにより，胸腔内圧を上昇させると，頸動脈洞の圧受容体が刺激され，迷走神経刺激となり，PSVTを改善します．
- 頸動脈洞圧迫法：頸動脈を押すように2本指で5〜10秒程しっかりと上下にマッサージする．
- 冷水に顔をつける：冷水に顔をつけることにより三叉神経，迷走神経が刺激され頻脈が改善します．

B　その後の観察とケア

● 発作性上室頻拍（PSVT）の根治のために，カテーテルアブレーションが行われます．

Column　カテーテルアブレーション

　「アブレーション」とは，本来「除去する」「切除する」という意味ですが，カテーテルを使って何かを切除するわけではありません．カテーテルアブレーションは，高周波電流が流れる特殊なカテーテルにより，不整脈の原因となっている部分を電気焼灼する治療です．

　治療は，足の付け根や首の静脈からカテーテルを心臓の中へと進め，不整脈の原因となっている部分を突きとめ電気焼灼を行います．そのため局所麻酔で行うことができます．発作性上室頻拍（PSVT）や心房細動（AF）などが治療の対象となります．

　最近では，高周波電流の代わりに－40～－50℃の冷却ガスを用いた冷凍焼却によるアブレーションも行われるようになり，より安全で確実な不整脈の治療方法の1つとして進化しています．

Column 発作性上室性頻拍（PSVT）とほかの頻脈性不整脈との見分けかた

PSVTのほかに頻脈となる不整脈に，心室頻拍（VT）や発作性心房細動（PAF）などがあります．突然，モニター上に頻脈性の不整脈が現れると，何の不整脈かわからず慌ててしまうことがあります．そのようなときでもポイントを押さえれば，一見，同じような頻脈性不整脈でも見分けることができます．各心電図をもとに整理して覚えましょう．

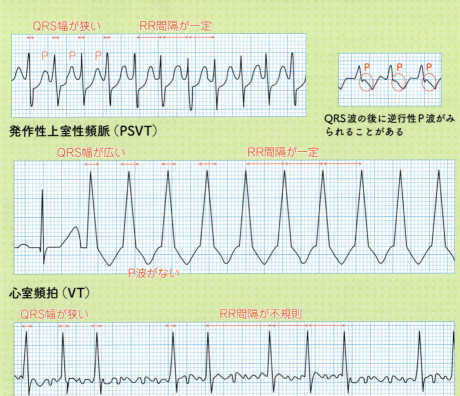

① P波に注目：PSVTの場合，P波はQRS波に重なることもありますが，逆行性P波としてQRS波の後ろに確認できることがあります．VTやPAFではP波を確認することはできません．

② QRS波に注目：PSVTやPAFのQRS波は，幅の狭い正常な形となりますが，VTではQRSの幅が広い形になります．

③ RR間隔に注目：PSVTのRR間隔が一定であるのに対して，PAFでは不規則なRR間隔となります．

このように，漠然と心電図波形を見るのではなく，それぞれのポイントの所見を組み合わせることによって，今見ている心電図波形が何なのかを見分けることができます．

要注意の波形

発作性心房頻拍（PAT）

Sさん，62歳，女性．最近，動悸の自覚があるため精密検査目的で循環器病棟に入院中である．
朝方，動悸が出現したため標準12誘導心電図をとると，心拍数が130回/分まで増加しており，軽度のめまいを認めた．頻脈は5分程度で消失し，心拍数62回/分の洞調律となった．

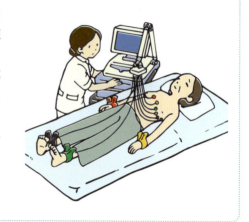

不整脈に「気づく」

- 患者の動悸，めまいの訴えに着目します．
- 症状の有無：動悸の有無，めまいの有無，ふらつきの有無，胸部不快感の有無．
- バイタルサインの変化
    - 脈拍数→増加（洞結節以外からの異常な電気信号により，心房が早く動くため）
    - 血圧→低下（頻脈で心拍出量が低下するため）
    - 意識レベル→低下（心拍出量が低下し，脳が虚血状態となるため）

観察のポイント

- 発作性心房頻拍（paroxysmal atrial tachycardia：PAT）の症状としては，動悸，胸部不快感，息切れ，頻脈による心拍出量低下に伴うめまいやふらつきなどがあります．
- PATが発生していても，中には自覚症状をまったくないという人もいますので注意が必要です．

波形を「判断する」

- 発作性心房頻拍（PAT）の波形は，洞結節の興奮ではなく，異所性の心房の興奮であるためP波の形が，通常のP波とは異なるという特徴があります．

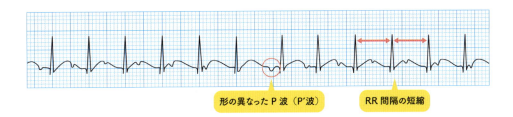

形の異なったP波（P´波）　　RR間隔の短縮

> **この不整脈の原因**
> - 発作性心房頻拍（PAT）の原因は，心房内で電気刺激信号が不規則に興奮することです．
> - 男性よりも女性のほうがPAT発症のリスクが高いと，一般的にいわれています．
> - ストレスや不安，疲労，カフェインやアルコールの摂取でも発症リスクが高まります．

観察のステップ

ステップ1：全体のリズムを見る
⇒ RR間隔は短縮する

ステップ2：P波を見る
⇒ 洞調律とは異なる形のP波（P´波）を認める

ステップ3：QRS波を見る
⇒ QRS波の形は洞調律と同じ形であり異常はみられない

ステップ4：T波を見る
⇒ T波に異常はみられない

ステップ5：STを見る
⇒ STに異常はみられない

ステップ6：PQ時間を見る
⇒ P´Q時間は不規則である．房室ブロックを伴うことがある

しかるべき「行動をする」

A　報告の緊急度

- 自覚症状がなく循環動態に影響しない発作性心房頻拍（PAT）の場合は，報告の緊急度は低いです．
- PATによって血圧低下などの循環動態変動，めまいや意識消失などの症状がみられる場合には，報告の緊急度が高くなります．

B 報告の方法

I：看護師の○○です．
S：動悸の検査目的で入院しているSさんですが，心拍数が130回/分まで増加し，動悸とめまいを訴えています．
B：日中は60回/分の洞調律で経過していて，めまいなどの訴えもありませんでした．
A：QRS波は洞調律と同じですが，P波の形が洞調律とは違い，P'Q時間も一定ではないためPATによる頻拍と考えられます．PATによる頻脈発作により一時的に血圧が低下しめまいが起こった可能性があります．
R：現在，循環動態は安定しているため経過観察でよいでしょうか．
C：循環動態の変動に注意し，経過観察を続けます．

I（identify）：報告者の同定，S（situation）：患者の状態，B（background）：臨床経過，
A（assessment）：状況の評価・判断，R（recommendation）：具体的な提言・要請
C（confirm）：指示受け内容の復唱確認．
（p.53，Column「なぜ，『ISBARC』に沿って報告するのか？」も参照）

C すぐに行う実践

①バイタルサインの測定（血圧，意識レベルなど）をします．
②自覚症状の有無の観察をします．
③標準12誘導心電図の記録をとります．

治療・看護を「実践する」

A 実践内容

- PATに対して治療が行われることは少ないです．しかし，PATが持続する場合や自覚症状が強い場合には，頸動脈洞圧迫法（p.125，Column「迷走刺激法」を参照）により迷走神経反射を刺激し，頻脈を改善する方法があります．

B その後の観察とケア

- 心電図，心拍数の変化を観察します．
- 患者には，動悸やめまい，ふらつきなどを自覚した場合には医療者に伝えてもらうように指導します．
- 意識レベルが低下することもまれにあるため注意して観察します．

洞徐脈（sinus bradycardia）

要注意の波形

Tさん，52歳，男性．胃がんの診断で入院中である．胃全摘術施行し，集中治療室にて経過観察中だった．術後から痛みを強く訴えていた．

術翌日，離床のために車いすへ移乗した際に「ふらふらする」という訴えの後，心電図モニターで心拍数が50回/分へ低下，血圧も74/46mmHgまで低下し，悪心を訴えた．

ベッドにもどり安静にしていると，心拍数が78回/分となり，悪心も消失した．Tさんに循環器疾患の既往はなかった．

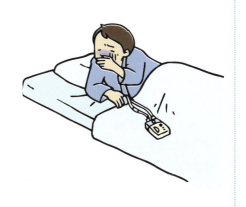

不整脈に「気づく」

- 患者の「ふらふらする」という訴え，疼痛，悪心に着目します．
- 症状の有無：めまいの有無，意識低下の有無，顔面蒼白の有無
- バイタルサインの変化
  - ・脈拍数→減少（洞結節からの電気信号の間隔が通常より広いため）
  - ・血圧→低下もしくは不変（心拍出量の減少のため）
  - ・意識レベル→低下もしくは低下しない場合もある（心拍出量が低下し，脳が虚血状態となるため）

観察のポイント

- 患者は，術後の疼痛が原因となり，離床をした際に迷走神経反射[*]を起こし，洞徐脈（sinus bradycardia），血圧低下を引き起こしたと考えられます．

---

[*] 迷走神経反射：ストレス，疼痛，緊張，排泄などにより迷走神経が刺激されると，心拍数の低下や血圧低下などから，めまいや失神を引き起こすことがある．

···→ 波形を「判断する」

- 洞徐脈の波形は，心拍数が60回/分未満の正常な心電図波形であることが特徴です．

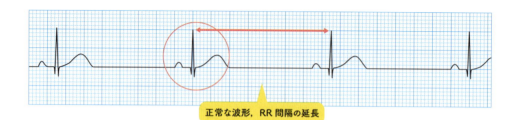

正常な波形，RR間隔の延長

■ この不整脈の原因
- 疼痛や極度の緊張などの際に起こる迷走神経反射では，副交感神経が優位となり，洞結節での電気興奮の生成頻度が少なくなり，洞徐脈を引き起こします．
- 洞徐脈は，健常者であってもリラックスして安静にしているときや，睡眠時などに出現します．
- マラソンなどのスポーツをしている人も，いわゆるスポーツ心臓と呼ばれるような持続する洞徐脈となります．

観察のステップ

ステップ1：全体のリズムを見る
⇒ RR間隔は延長する．心拍数が60回/分未満となる

ステップ2：P波を見る
⇒ P波に異常はみられない．PP間隔は延長しているが同じ間隔である

ステップ3：QRS波を見る
⇒ QRS波の形は異常がみられず，P波に続いている

ステップ4：T波を見る
⇒ T波に異常はみられない

ステップ5：STを見る
⇒ STに異常はみられない

ステップ6：PQ時間を見る
⇒ PQ時間に異常はみられない

 しかるべき「行動をする」

A　報告の緊急度

- 迷走神経反射による血圧低下を伴う洞徐脈の場合には，経過と状態を報告し，医師の指示を仰ぎます．
- それ以外の睡眠などによる血圧変動のない洞徐脈は，とくに治療の必要がないため，

緊急で報告する必要はありません．

B 報告の方法

I：看護師の○○です．
S：胃全摘術後のTさんですが，離床中に心拍数が50回/分へ低下し，血圧が低下しました．
B：術後から創部の疼痛を強く訴えていました．
A：心電図波形に異常のない徐脈なので洞徐脈と判断します．創部やドレーンからの出血などはないため，疼痛による迷走神経反射によるものと考えられます．
R：血圧が低下しているので，輸液の流量を増やしますか．
C：輸液量を100mL/時へ変更し，経過を観察します．

　　I (identify)：報告者の同定，S (situation)：患者の状態，B (background)：臨床経過，A (assessment)：状況の評価・判断，R (recommendation)：具体的な提言・要請，C (confirm)：指示受け内容の復唱確認．(p.53, Column「なぜ，『ISBARC』に沿って報告するのか？」も参照)

C すぐに行う実践

①自覚症状の有無の観察，血圧の測定をします．
②めまいなどの自覚症状がある場合や，血圧低下などの循環動態変動がある場合には医師へ報告します．
③自覚症状がなく，循環動態が安定している場合には，経過を観察します．

治療・看護を「実践する」

A 実践内容

- 通常，洞徐脈は治療の対象とならないことがほとんどです．
- 洞徐脈が持続する場合には，循環動態の変動や心不全徴候，めまいなどの自覚症状がないかを確認し，迷走神経反射による洞徐脈では，副交感神経を抑制するアトロピン硫酸塩水和物の投与が有効です．
- アトロピン硫酸塩水和物が処方された場合は，せん妄を誘発することがあるため，投与した際には，せん妄症状にも注意し観察します．

B その後の観察とケア

- 洞徐脈の原因となる迷走神経反射は，ストレスや強い疼痛，緊張，排泄などにより引き起こされるため，こういったリスクファクターがないかを観察します．
- 迷走神経反射を未然に防ぐために，可能な限りリスクファクターを取り除くような看護が必要です．

要注意の波形

洞頻脈（sinus tachycardia）

Uさん，78歳，女性．大腿骨頸部骨折で整形外科病棟に入院中である．人工骨頭置換術を行い，病棟へ帰室している．循環器疾患の既往があるため，心電図モニターを装着し観察中だった．
術後4時間後，ナースコールで「傷の辺りの痛みが強くなってきた」という訴えがあり，心電図モニターで心拍数が120回/分まで増加した．また，動悸の訴えがあった．

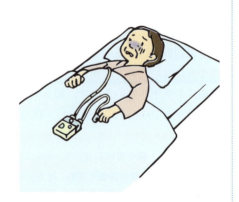

不整脈に「気づく」

- 患者の動悸，疼痛の訴えに着目します．
- 症状の有無：洞頻脈を引き起こす原因の症状の観察（痛み，不安，興奮，出血など），動悸の自覚症状の有無
- バイタルサインの変化
  ・脈拍→増加（洞結節からの電気信号の頻度が高まるため）
  ・血圧→不変もしくは上昇（心拍出量が増加するため）

観察のポイント

- 患者は術後に創部の疼痛を訴えており，疼痛の刺激によって洞頻脈（sinus tachycardia）が引き起こされたと考えられます．
- 洞頻脈自体が治療の対象となることは，ほとんどありません．
- 重要なことは，洞頻脈が何によって引き起こされているかを観察し，アセスメントすることであり，治療や看護ケアの対象は洞頻脈ではなく，洞頻脈を引き起こしている原因に対して行われます．
- 洞頻脈は，患者の状態変化を表すサインです．

波形を「判断する」

- 洞頻脈の波形は，心拍数が100回/分以上の正常な心電図波形であることが特徴です．

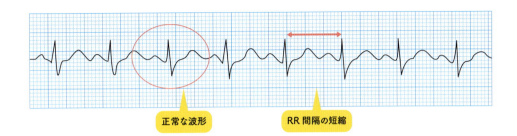

正常な波形　　RR間隔の短縮

> **この不整脈の原因**
> - 洞頻脈の原因は，臨床の現場に非常に多く存在しています．たとえば不安や興奮，緊張，痛み，運動，感染による体温の上昇，出血などがあります．
> - 頻脈となることで動悸が出現する場合もあります．

観察のステップ

ステップ1：全体のリズムを見る
⇒ RR間隔は短縮しているが，同じ間隔である．心拍数が100回/分以上となる

ステップ2：P波を見る
⇒ P波に異常はみられない．PP間隔は短縮しているが，同じ間隔である

ステップ3：QRS波を見る
⇒ QRS波の形に異常がみられず，P波に続いている

ステップ4：T波を見る
⇒ T波に異常はみられない

ステップ5：STを見る
⇒ STに異常はみられない

ステップ6：PQ時間を見る
⇒ PQ時間に異常はみられない

しかるべき「行動をする」

A　報告の緊急度

- 洞頻脈自体は危険な不整脈ではないため報告の緊急度は低いです．しかし，洞頻脈の原因によって，報告の緊急度が変わってくるため注意が必要です．
- 基本的に出血など，循環動態に影響を与える原因によって緊急度は高くなります．

B　報告の方法

Ｉ：看護師の○○です．
Ｓ：人工骨頭置換術後のＵさんですが，心拍数が120回/分まで増加しています．
Ｂ：先ほどから創部の疼痛を訴えています．
Ａ：心電図波形に異常のない頻脈なので洞頻脈と判断します．出血や体温の上昇はみられないため，疼痛によって洞頻脈となっていると考えられます．
Ｒ：鎮痛薬の指示をいただけますか．
Ｃ：ロキソプロフェン（ロキソプロフェンナトリウム水和物）を与薬します．

> Ｉ（identify）：報告者の同定，Ｓ（situation）：患者の状態，Ｂ（background）：臨床経過，
> Ａ（assessment）：状況の評価・判断，Ｒ（recommendation）：具体的な提言・要請，
> Ｃ（confirm）：指示受け内容の復唱確認．
> （p.53，Column「なぜ，『ISBARC』に沿って報告するのか？」も参照）

C　すぐに行う実践

①洞頻脈の原因の検索とフィジカルアセスメントを行います．
②自覚症状の有無の観察を行います．
③バイタルサインの測定（血圧，体温など）を行います．

治療・看護を「実践する」

A　実践内容

- 洞頻脈に対しての治療はありません．
- 洞頻脈は，患者の急変や状態変化のサインであることがあります．
- 洞頻脈が出現したときには，フィジカルイグザミネーション（身体検査）を行い，しっかりと原因が何かをアセスメントし，治療や看護ケアを行うことが大切です．

B　その後の観察とケア

- 原因に対する治療や看護によって洞頻脈は改善します．

そのほかの波形：電解質異常，薬剤由来

ジギタリス中毒（ジギタリス効果）

Vさん，88歳，男性．5年程前より心房細動に対してジギタリス製剤を内服している．今回，食欲不振と心不全にて循環器病棟へ入院となった．
動悸を訴えたため標準12誘導心電図をとると，Ⅱ度房室ブロック（ウェンケバッハ型）を併発した発作性心房頻拍（PAT）と多発する心室期外収縮（PVC）を認めた．

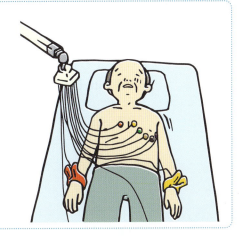

不整脈に「気づく」

- 患者の食欲不振，動悸と，ジギタリス製剤を内服していることに着目します．
- 症状の有無
  - ジギタリス中毒の症状の有無：循環器症状（動悸），不整脈〔Ⅱ度房室ブロック（ウェンケバッハ型），Ⅲ度房室ブロック，心室期外収縮（PVC），頻脈性不整脈（PAT with block）〕，心不全
  - 消化器症状の有無：食欲不振，嘔気，嘔吐，下痢，腹痛
  - 視覚障害の有無：目がチカチカする，目がかすむ，まぶしい
  - 精神神経症状の有無：不眠，幻覚，失見当識，頭痛など
  - 血小板減少の有無
- バイタルサインの変化
  - 脈拍数→増加もしくは不変（出現する不整脈により異なるため）
  - 血圧→不変

> **観察のポイント**
> - 患者はジギタリス製剤の血中濃度が上昇し，ジギタリス中毒による消化器症状や各種不整脈が出現している状態と考えられます．
> - 心房細動（AF）や心不全の患者が消化器症状を訴えた場合には，消化器疾患だけでなくジギタリス製剤の内服の有無を確認し，使用している場合にはジギタリス中毒を疑うことも重要です．
> - ジギタリス中毒の症状は上記の通りですが，ジギタリス中毒は低カリウム血症の場合に起きやすいため，電解質に異常がないかを確認します．

波形を「判断する」

- ジギタリス中毒の心電図は，徐脈性不整脈（Ⅱ度・Ⅲ度房室ブロック），頻脈性不整脈（PAT with block）や心室期外収縮（PVC）など（各不整脈については，それぞれの項を参照），さまざまな不整脈が出現することが特徴です．
- ジギタリス製剤の血中濃度が有効治療域である場合は，ジギタリス効果と呼ばれ，①PQ時間の延長，②QT時間の短縮，③ST低下の特徴的な心電図を示します（p.141）．
- ジギタリス効果とジギタリス中毒を混同しないように注意します．

①PAT with Block

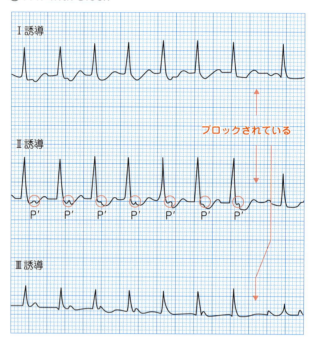

②ウェンケバッハ型

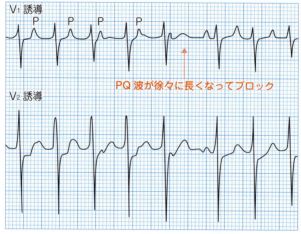

①，②は別の心電図であることに注意

■ この不整脈の原因

- ジギタリス製剤は血中濃度の治療域が非常に狭いために，過剰摂取による中毒症状を起こすことがあります．
- ジギタリス製剤は，心房細動や心不全の治療に用いられる薬剤です．
- ジギタリス製剤は，迷走神経を緊張させることにより房室伝導を遅らせ，心拍数を減少させるため，心房細動時の心拍数コントロールのために広く使われています．

観察のステップ

ステップ1：全体のリズムを見る
⇒ RR間隔は短縮する

ステップ2：P波を見る
⇒ 洞調律とは違う形のP波（P′波）を認める

ステップ3：QRS波を見る
⇒ QRS波は洞調律と同じ形であり異常はみられない

ステップ4：T波を見る
⇒ T波に異常はみられない

ステップ5：STを見る
⇒ STに異常はみられない

ステップ6：PQ時間を見る
⇒ P′Q時間は不規則である．P′Q時間が徐々に延長しQRS波が脱落する〔Ⅱ度房室ブロック（ウェンケバッハ型）〕

しかるべき「行動をする」

A 報告の緊急度

- ジギタリス中毒は，血圧低下などの生命の危機に直結するような症状がみられることは少ないため，緊急度は高くないといえますが，心電図波形や臨床症状からジギタリス中毒が疑われた場合には，必ず医師へ報告することが必要です．

B 報告の方法

Ⅰ：看護師の○○です．
S：心不全と食欲不振で入院しているVさんですが，動悸を訴えています．
B：数年前から心房細動の治療のためにジギタリス製剤を内服しています．
A：12誘導心電図で，ウェンケバッハ型のⅡ度房室ブロックがあるPAT（発作性心房頻拍）と心室期外収縮を認め，食欲不振などの消化器症状も訴えていることから，ジギタリス中毒が起こり動悸を訴えていると考えられます．
R：ジギタリスの内服はどうしますか．
C：ジギタリスの内服を中止します．

> Ⅰ（identify）：報告者の同定，S（situation）：患者の状態，B（background）：臨床経過，A（assessment）：状況の評価・判断，R（recommendation）：具体的な提言・要請，C（confirm）：指示受け内容の復唱確認．（p.53，Column「なぜ，『ISBARC』に沿って報告するのか？」も参照）

C すぐに行う実践

①バイタルサインの測定（血圧，体温など）を行います．
②自覚症状の有無の観察を行います．
③標準12誘導心電図の記録を残します．

治療，看護を「実践する」

A 実践内容

- ジギタリス中毒の治療は，まずはジギタリス製剤の中止です．
- 低カリウム血症は，ジギタリス中毒を引き起こしやすくするため，電解質の補正を行います．

B その後の観察とケア

- ジギタリスの内服中止により，心不全が悪化することも考えられるため，心不全の症状が出現していないか，併せて観察します．

| Column | ジギタリス製剤 |

ジギタリス製剤は，Na^+-K^+交換系（Na^+-K^+-ATPase）を阻害します．

Na^+-K^+交換系が阻害されると，細胞内のNa^+濃度が上昇するために，心臓は違う方法でNa^+を細胞外へ排出しようとします．このときに使われるのがNa^+-Ca^{2+}交換系です．

Na^+-Ca^{2+}交換系は，Na^+を細胞外へ排出し，Ca^{2+}を細胞内へ取り込むため，取り込まれたCa^{2+}の作用で心臓の心筋収縮力を増大させ，強心作用を生みます．

このような作用機序であるため，低カリウム血症ではCa^{2+}の細胞内への流入が促進され，不整脈が誘発されるジギタリス中毒の状態となります．

ジギタリスの血中濃度が有効治療域である場合は，ジギタリス効果と呼ばれ，①PQ時間延長，②QT時間短縮，③ST低下の特徴的な心電図を示します．

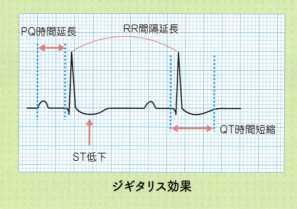

ジギタリス効果

そのほかの波形：電解質異常，薬剤由来

高カリウム血症

Wさん，64歳，男性．慢性腎不全の既往があり，週3回の人工透析を実施している．数日前より呼吸困難が出現し，動くのも困難になってきたため受診し，急性心不全の診断にて入院となった．
入院時の標準12誘導心電図で，心拍数50回/分，テント状T波を認めた．入院時の血液検査では，血清カリウム濃度が6 mEq/Lであった．悪心と手足の脱力感の訴えがあった．

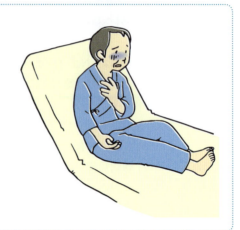

不整脈に「気づく」

- 患者の慢性腎不全の既往，悪心，手足の脱力感の訴えに着目します．
- 症状の有無：脱力の有無，上行性麻痺の有無，知覚過敏の有無，筋肉・神経症状の有無，悪心・嘔吐の有無．
- バイタルサインの変化
  ・脈拍数→減少（血清カリウムが高濃度になると徐脈になるため）
  ・血圧→不変もしくは低下（心拍出量が低下するため）
  ・意識レベル→高度徐脈の場合，低下することがある（心拍出量の低下に伴う脳血流量減少のため）

観察のポイント

- 高カリウム血症は血清カリウム濃度が5 mEq/L以上とされ，症状としては脱力や知覚過敏，悪心・嘔吐などがあります．
- 血清カリウム濃度が7 mEq/L以上となる重症な高カリウム血症では，致死性不整脈や突然の心停止などが出現することがあります．
- 患者は慢性腎不全であることから，カリウムの自力排泄が困難となっており，高カリウム血症になりやすい状態だと予測できます．
- 血液検査による血清カリウム濃度や心電図波形の変化に注意しながら観察し，看護を行っていく必要があります．

波形を「判断する」

- 高カリウム血症の波形の特徴としては，テント状T波があげられます．
- 血清カリウム濃度が上昇するとP波が消失し，幅の広いQRS波となります．

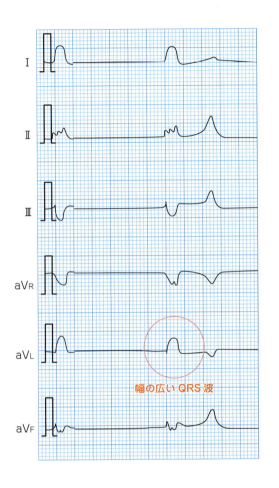
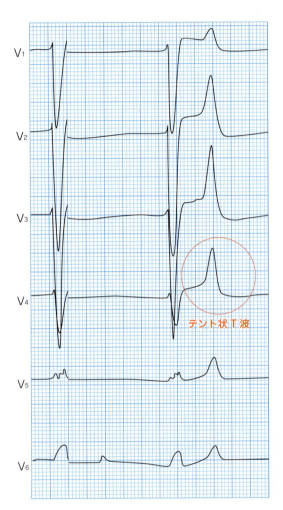

この不整脈の原因

高カリウム血症の原因としては，慢性腎不全や代謝性アシドーシス，溶血，虚血などによる筋破壊，横紋筋融解症*などがあります．

---

* 横紋筋融解症：外傷または非外傷性（薬剤や感染症など）の原因により，骨格筋細胞の融解や壊死が起こり，ミオグロビンなどの筋細胞成分が血液中へ大量に流出し，急性腎不全を引き起こす疾患．急性腎不全による高カリウム血症や代謝性アシドーシスにより死にいたる場合がある．症状として，四肢の筋肉痛や脱力感，しびれが現れることがある．

観察のステップ

ステップ1：全体のリズムを見る
⇒ RR間隔は延長する．心拍数が60回/分未満となる

ステップ2：P波を見る
⇒ P波は減高，または消失

ステップ3：QRS波を見る
⇒ 初期はQRS波に異常はみられない．高カリウム血症が進行するとQRS時間が延長し幅の広いQRS波となる

ステップ4：T波を見る
⇒ 幅が狭く左右対称で増高したテント状T波となる

ステップ5：STを見る
⇒ STに異常はみられない

ステップ6：PQ時間を見る
⇒ 初期はPQ時間に異常はみられない．血清カリウム濃度が上昇するとPQ時間が延長する

しかるべき「行動をする」

A　報告の緊急度

- 高カリウム血症は，心室細動や突然の心停止など，致死性不整脈の出現する可能性があるため，緊急度は高いといえます．
- 血清カリウム濃度や心電図変化，自覚症状などから緊急度をアセスメントし，医師へ報告します．

B　報告の方法

I：看護師の〇〇です．
S：心不全で入院したWさんですが，心拍数が50回/分で，悪心と手足の脱力感を訴えています．
B：慢性腎不全で週3回の人工透析を行っていますが，入院時の血液検査では，血清カリウム濃度が6 mEq/Lとなっています．心室細動の出現などはありません．
A：12誘導で，テント状のT波を認め，高カリウム血症の症状が出現していると判断し，致死性不整脈が起こる可能性も高いと思い，報告しました．
R：本日は人工透析日ではないのですが，人工透析を行いますか．
C：ケイキサレート® 30g（ポリスチレンスルホン酸ナトリウム）を与薬します．人工透析室へ連絡し，人工透析の準備をします．

> I（identify）：報告者の同定，S（situation）：患者の状態，B（background）：臨床経過，A（assessment）：状況の評価・判断，R（recommendation）：具体的な提言・要請，C（confirm）：指示受け内容の復唱確認．（p.53, Column「なぜ，『ISBARC』に沿って報告するのか？」も参照）

C すぐに行う実践

①バイタルサインを測定します．
②突然の心停止がありえるため，救急カート，除細動器の準備をしておきます．
③自覚症状の有無の確認をします．
④心電図モニター，標準12誘導心電図で心電図波形の変化を記録します．

治療，看護を「実践する」

A 実践内容

- 治療としては，カリウムを体外へ排出させる方法と，カリウムを細胞内へ移動させ血中のカリウム濃度を低下させる2つの方法があります．
- カリウムを体外へ排出させる方法としては，利尿薬の投与，高カリウム血症改善薬（ポリスチレンスルホン酸ナトリウム，ポリスチレンスルホン酸カルシウムなどのイオン交換樹脂）の内服または注腸，人工透析があります．
- カリウムを細胞内へ移動させる方法としては，高濃度のブドウ糖液の中にインスリンを混ぜ，持続的に点滴をするGI（グルコース・インスリン）療法があります．これは，インスリンがブドウ糖を細胞内に取り込ませる際に，カリウムを一緒に細胞内へ移動させるという作用を利用し，血中のカリウム濃度を下げるものです．
- 高カリウム血症では，代謝性アシドーシスを伴うことが多いため，炭酸水素ナトリウム（メイロン®）を投与し代謝性アシドーシスを改善することもあります．
- 心室細動などの致死性不整脈を予防するためには，塩化カルシウムを投与します．

B その後の観察とケア

- 看護師は上記のような治療の準備や，実践を行いながら，常に心電図の変化に注意を向けておかなければなりません．
- 高カリウム血症が高度になると，QRS時間が延長し，幅の広いQRS波となり，房室ブロックが出現します．QRS波の形に変化がないか，心拍数が減少していないかを観察しながら看護ケアを行います．

そのほかの波形：電解質異常，薬剤由来

低カリウム血症

Xさん，74歳，男性．うっ血性心不全の診断で5年前より利尿薬を内服していた．2日前にかかりつけ医を受診し，心胸郭比が拡大傾向にあるため利尿薬が増量となった．
自宅にて，めまいがあったために受診し，脱水と低カリウム血症の診断で入院となった．入院時の血清カリウム濃度は2.0 mEq/Lであり，入院から3時間で600mL以上の排尿がみられた．血圧が150/80mmHgと普段よりも上昇していた．

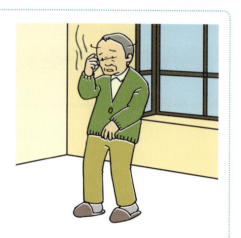

不整脈に「気づく」

- 患者の利尿薬の使用，脱水，高血圧の症状に着目します．
- 症状の有無：高血圧の有無，不整脈の有無，筋力低下の有無，神経機能の低下の有無，不安の有無，抑うつの有無，睡眠障害の有無，便秘の有無，皮膚・口腔内の乾燥の有無
- バイタルサインの変化
  ・血圧→低下（血管内脱水による心拍出量の低下のため）

観察のポイント

- 血液中の血清カリウム濃度は3.5〜5.0 mEq/Lで維持されていますが，3.5 mEq/L以下に低下した状態を低カリウム血症といいます．
- カリウムは心臓や全身の筋肉の収縮に重要な役割を果たしています．そのため，カリウムが低下すると細胞内での電位が不安定となり，心電図波形が変化したり，不整脈が出現しやすくなったりします．
- 低カリウム血症の症状としては，高血圧，不整脈，筋力低下，神経機能の低下などがあげられますが，自覚症状がない場合もあります．
- Xさんは，利尿薬が増量になったことで，尿量が増加しカリウムの排出量が増えたために低カリウム血症となり，高血圧などの症状が現れたと考えられます．

波形を「判断する」

- 低カリウム血症の波形は，心筋の過分極と再分極過程が延長するため，①T波の減高，陰転化，②U波の増高，③ST低下，④QTU時間延長という特徴があります．

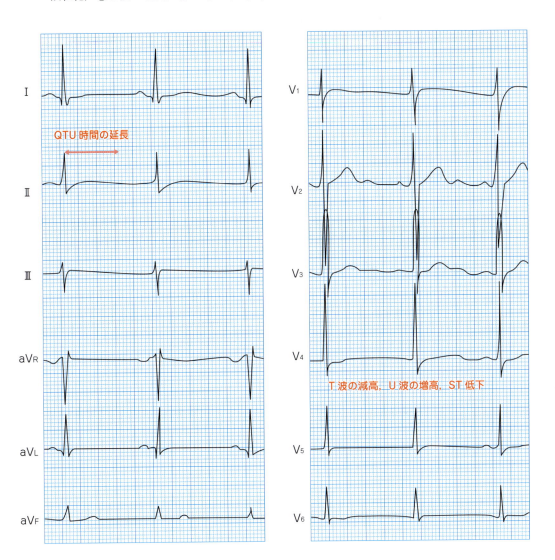

この不整脈の原因

低カリウム血症の原因としては，カリウムの摂取不足，利尿薬の使用や下痢，嘔吐などによるカリウムの排出量の増加，アルカローシスや血中インスリンの増加による細胞内へのカリウムの移動があります．

観察のステップ

ステップ1：全体のリズムを見る
⇒ RR間隔に異常はみられず，一定である

ステップ2：P波を見る
⇒ P波に異常はみられない

ステップ3：QRS波を見る
⇒ QRS波に異常はみられない．U波が増高する．QTU時間が延長する

ステップ4：T波を見る
⇒ T波は減高または陰転（陰性波となる）する

ステップ5：STを見る
⇒ STは低下する

ステップ6：PQ時間を見る
⇒ PQ時間に異常はみられない

しかるべき「行動をする」

A 報告の緊急度

- 軽度の低カリウム血症で，心電図変化や自覚症状がない場合には，医師への報告の緊急度は低いですが，血清カリウム濃度が2.0 mEq/L以下の重度の低カリウム血症の場合にはQTU時間の延長を介し，心室細動などの致死性不整脈の誘因となるため緊急度が高くなります．

B 報告の方法

I：看護師の○○です．
S：低カリウム血症で入院したXさんですが，血清カリウム濃度が2.0 mEq/Lでした．血圧も入院前より上昇しています．
B：尿量は200mL/時以上で，入院から3時間で600mL以上の排尿がありました．12誘導心電図ではT波の減高とQTU時間の延長を認めます．
A：カリウムの排出量増加に伴う低カリウム血症で，現状だと，さらに低カリウム血症が進行すると考えられます．
R：輸液の流量とカリウム補正の指示をいただけますか．
C：輸液量を100mL/時へ変更し，輸液内へカリウム製剤を混注します．

I（identify）：報告者の同定，S（situation）：患者の状態，B（background）：臨床経過，
A（assessment）：状況の評価・判断，R（recommendation）：具体的な提言・要請，
C（confirm）：指示受け内容の復唱確認．
（p.53，Column「なぜ，『ISBARC』に沿って報告するのか？」も参照）

C　すぐに行う実践

①バイタルサインの測定（血圧，意識レベルなど）をします．
②自覚症状の有無の観察をします．
③標準12誘導心電図の記録をします．
④致死性不整脈の出現に備え，救急カートや除細動器を準備します．

治療・看護を「実践する」

A　実践内容

- 低カリウム血症では，輸液やカリウム製剤の投与によって，血清カリウム濃度を基準範囲へ補正する治療が行われます．しかし，急激なカリウムの投与は高カリウム血症を招き，突然の心停止をきたす場合があります．
- カリウムの投与は，心電図波形の変化や不整脈の出現に十分注意しながら行います．

B　その後の観察とケア

- 利尿薬と抗不整脈薬を併用している場合では，QT時間が延長しトルサード・ド・ポアンツ（torsade de pointes）が出現する可能性があるため，内服薬の確認を行い十分に注意し観察します．

Column　トルサード・ド・ポアンツ

　トルサード・ド・ポアンツ（torsades de pointes：TdP）は，心室頻拍の一種で，多形型の心室頻拍に分類されます．
　フランス語で「ねじれ」を意味するように，その形は特徴的で，基線を軸にQRS波形の振幅と形態が1拍ごとに変化し，まるで波形がねじれているように見えます．
　心室細動へ移行する場合があるため，注意が必要な心電図波形です．

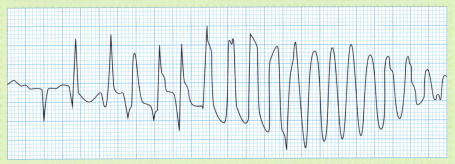

トルサード・ド・ポアンツ

そのほかの波形：電解質異常，薬剤由来

高カルシウム血症

Yさん，60歳，男性．多発性骨髄腫の診断での入院である．血液検査で血清カルシウム濃度が15 mg/dLであり高カルシウム血症であった．
自覚症状としては食欲がなく，倦怠感を認め，標準12誘導心電図でQT時間の有意な短縮を認めた．

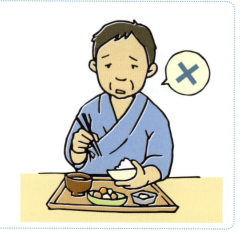

不整脈に「気づく」

- 患者の多発性骨髄腫の診断，食欲不振，倦怠感の訴えに着目します．
- 症状の有無：倦怠感や疲労感の有無，食欲不振の有無，多飲多尿の有無，嘔吐の有無，便秘の有無，筋力低下の有無，昏睡の有無，傾眠の有無
- バイタルサインの変化
  ・意識レベル→低下（脳神経の活動低下のため）

観察のポイント
- 血清カルシウム濃度が12 mg/dL以上で高カルシウム血症と診断されます．
- 高カルシウム血症は，軽度であれば自覚症状はありませんが，血清カルシウム濃度が14 mg/dL以上となるような場合では，倦怠感や精神症状などの，さまざまな症状が現れます．

波形を「判断する」

- 高カルシウム血症の波形はQT時間が短縮します．QRS波の形には異常がみられません．

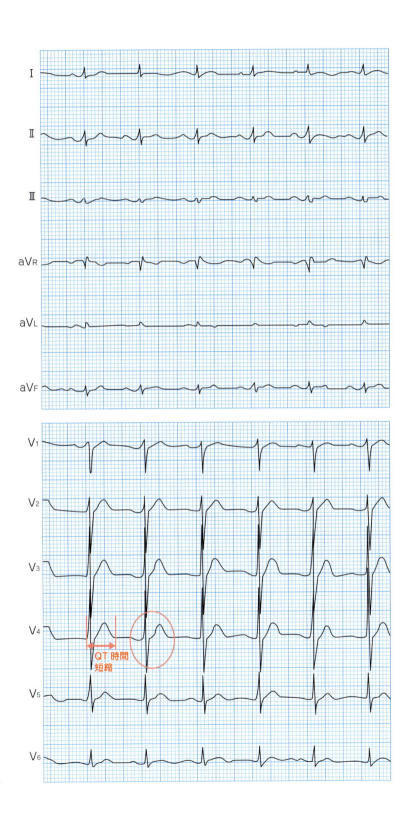

- 心臓はカルシウムが細胞内に入り込むことによって，心筋収縮が持続します．通常，ナトリウムイオンが脱分極を起こしたあと，カルシウムイオンは電位差を利用して細胞内に入ってきますが，高カルシウム血症の状態では，この電位差が小さいため心臓の収縮時間であるQT時間が短縮します．

> **この不整脈の原因**
> ・高カルシウム血症の原因は，原発性副甲状腺機能亢進症や多発性骨髄腫などの悪性腫瘍による骨からのカルシウム放出量の増加と腎不全によるカルシウム排出量の低下があります．

- 上記のような疾患の患者を受け持つ際には，常に高カリウム血症による心電図の変化を考えておきます．

観察のステップ

ステップ1：全体のリズムを見る
　⇒　RR間隔に異常がみられず，一定である

ステップ2：P波を見る
　⇒　P波に異常がみられない

ステップ3：QRS波を見る
　⇒　QRS波に異常がみられない．QT時間が短縮する

ステップ4：T波を見る
　⇒　T波に異常がみられない

ステップ5：STを見る
　⇒　STに異常がみられない

ステップ6：PQ時間を見る
　⇒　PQ時間に異常がみられない

しかるべき「行動をする」

A　報告の緊急度

- 高カルシウム血症では，致死性不整脈の出現などの生命に直結するような合併症の危険性は少ないため，緊急度は低いといえます．
- 臨床症状や，心電図の変化，血液検査による血清カルシウム濃度の変化をよく観察します．

B 報告の方法

I：看護師の〇〇です．
S：Yさんですが，倦怠感と食欲不振を訴えています．入院時の血清カルシウム濃度は15 mEq/Lでした．
B：数年前より多発性骨髄腫を発症し今回入院となりました．倦怠感の自覚とQT時間の短縮を認めます．
A：12誘導心電図ではQT時間の短縮を認めます．既往からも高カルシウム血症による症状と判断します．
R：カルシウムの補正はどうしますか．
C：輸液を生理食塩液へ変更します．

> I（identify）：報告者の同定，S（situation）：患者の状態，B（background）：臨床経過，A（assessment）：状況の評価・判断，R（recommendation）：具体的な提言・要請，C（confirm）：指示受け内容の復唱確認．
> （p.53, Column「なぜ，『ISBARC』に沿って報告するのか？」も参照）

C すぐに行う実践

①自覚症状の有無の観察をします．
②標準12誘導心電図の記録を残します．

治療・看護を「実践する」

A 実践内容

- 患者に自覚症状がなく，血清カルシウム濃度が軽度上昇している場合（＜11 mg/dL）では，まず原因療法を行います．
- すみやかに血清カルシウム濃度を低下させるには，脱水の補正とカルシウム排泄促進のため，カルシウムを含まない生理食塩液などを輸液し，その後，フロセミドなどのループ利尿薬を使用する方法があります．
- 腎機能が低下している状態では，自力でのカルシウムの排出が行えないため，その場合には人工透析が必要になります．

B その後の観察とケア

- 高カルシウム血症では食欲不振や倦怠感などの症状が現れます．脱水を予防するためにも，患者が摂取可能な食事，水分摂取の方法の検討も必要になります．
- 精神症状の出現も考えられるため，意識レベルや行動，言動の変化にも注意し観察します．

そのほかの波形：電解質異常，薬剤由来

低カルシウム血症

Zさん，49歳，女性．甲状腺がん診断で入院し，甲状腺全摘術を行った．術後，「手足がしびれる」「口元がピクピクする」との訴えがあった．
心電図モニターでQT時間の延長を認め，血液検査では，血清カルシウム濃度が7.0 mg/dLと低カルシウム血症であった．

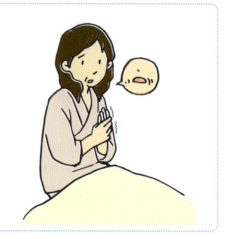

不整脈に「気づく」

- 患者の手足のしびれ，口元のけいれんの訴えに着目します．
- 症状の有無：テタニー症状の有無（手足のしびれ，口元のけいれん，知覚異常），全身の筋肉けいれんの有無，筋肉痛の有無，顔面筋のけいれんの有無
- バイタルサインの観察
  ・意識レベル→低下（脳神経の伝達障害による）

観察のポイント

- 血清カルシウム濃度が8.8 mg/dL未満であれば，低カルシウム血症と診断されます．
- 低カルシウム血症では，テタニーと呼ばれる手足や口周囲のしびれや知覚異常，けいれんなどの症状がみられます．
- 重症な低カルシウム血症になると咽頭筋や呼吸筋，全身の筋肉へけいれんが及ぶことがあります．
- 低カルシウム血症では，血圧を測定したときに，筋硬縮によるトルソー徴候という特徴的な手の形を呈します．

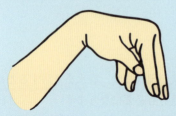

トルソー徴候
低カルシウム血症の際にみられる特徴的な所見としてトルソー徴候がある．血漿中のカルシウムイオン濃度が低下すると神経や筋肉の興奮性が増加し，反射の亢進が起こる．トルソー徴候とは，上腕をマンシェットで数分圧迫し血流を遮断した際に，手首や手掌が屈曲し，指が伸展した状態になることをいう．助産師（産科医）が分娩の際に行う手つきに似ているため「助産師手位」とよばれることもある．

- Zさんは，QT時間が延長しており，手足のしびれと口元のけいれんという特徴的なテタニー症状を呈していたことから，低カルシウム血症が強く疑われます．

波形を「判断する」

- 低カルシウム血症の波形は，QRS時間の延長を伴わないQT時間の延長が特徴です．

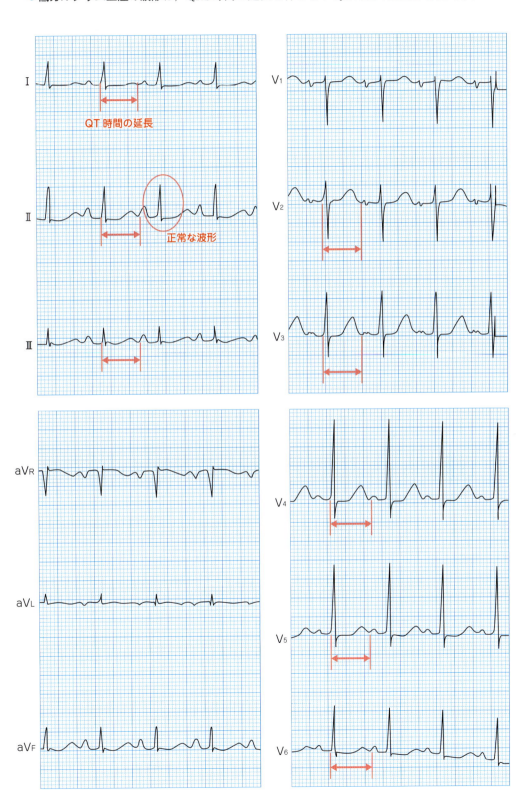

第4章 不整脈各論 低カルシウム血症

- 「高カルシウム血症」の項で述べたように，カルシウムは心筋の収縮を維持するのに重要な電解質です．カルシウムが低下すると細胞内での電位差が大きくなるためQT時間が延長します．

> **この不整脈の原因**
> 低カルシウム血症の原因は，副甲状腺機能低下症や甲状腺全摘術後の副甲状腺ホルモンの分泌低下および欠乏，ビタミンD欠乏，腎臓からの異常なカルシウムの排出，低カリウム血症，低マグネシウム血症などがあります．

観察のステップ

ステップ1：全体のリズムを見る
　⇒　RR間隔に異常がみられず，一定である

ステップ2：P波を見る
　⇒　P波に異常がみられない

ステップ3：QRS波を見る
　⇒　QRS波に異常がみられない．QT時間が延長する

ステップ4：T波を見る
　⇒　T波に異常がみられない

ステップ5：STを見る
　⇒　STに異常がみられない

ステップ6：PQ時間を見る
　⇒　PQ時間に異常がみられない

しかるべき「行動をする」

A　報告の緊急度

- 軽度で無症状な低カルシウム血症は，緊急度は低く経過観察でよいことが多いですが，重症の低カルシウム血症では脳症や全身の筋肉けいれんの原因となることがあるため，緊急度が高くなります．
- 血清カルシウム濃度の値と全身症状の有無から，状態をアセスメントし緊急度を判断することが重要になります．

B 報告の方法

I：看護師の○○です．
S：甲状腺がんで，甲状腺全摘術後のZさんですが心電図上でQT延長を認めます．
B：術後からテタニー症状が出現しており，血液検査でも血清カルシウム濃度の低下を認めます．
A：術後の副甲状腺ホルモンの低下により低カルシウム血症となり，心電図変化やテタニー症状が起きていると判断します．
R：カルシウムの補正はどうしますか．
C：輸液内へカルシウム製剤を混注し，テタニー症状を引き続き観察します．

> I（identify）：報告者の同定，S（situation）：患者の状態，B（background）：臨床経過，
> A（assessment）：状況の評価・判断，R（recommendation）：具体的な提言・要請，
> C（confirm）：指示受け内容の復唱確認．
> （p.53，Column「なぜ，『ISBARC』に沿って報告するのか？」も参照）

C すぐに行う実践

①自覚症状（テタニー症状）の有無の確認，意識レベルの観察をします．
②標準12誘導心電図の記録をとります．

治療・看護を「実践する」

A 実践内容

- 低カルシウム血症の治療は，カルシウムの補充が中心になります．
- カルシウムの補充は，グルコン酸カルシウム水和物などのカルシウム製剤を経静脈的に投与するもの，経口からのカルシウム摂取によるものがあります．
- 輸液によるカルシウムの補充は，急激な高カルシウム血症を招く可能性があるため注意が必要です．
- ビタミンD欠乏症に伴う低カルシウム血症の場合には，ビタミンDの補充が必要です．

B その後の観察とケア

- 看護師は，カルシウム濃度が適正に補正されているかどうか，自覚症状やけいれんの出現がないかを観察します．また，心電図の変化，血清カルシウム濃度から改善しているかどうかを判断し，対応していく必要があります．

付　録　正常と異常で迷う波形に出合ったら

- 人の顔や性格がそれぞれ違うように，心電図の波形の形や波高も人それぞれです．
- 標準12誘導心電図を読むコツは，しっかりとステップを踏んで正常な心電図と比較することと，その人の個別性（既往歴，症状，内服薬など）から心電図の変化を予測することです．
- 筆者がまだ新人だったころ，先輩看護師に「この心電図から何が起きていると思う」と聞かれ，左脚ブロックの心電図を見せられました．左脚ブロックの心電図ではT波が増高するため，パッとみるとST-Tが上昇しているように見え，1人で「急性心筋梗塞だ！ 緊急でカテーテル検査だ！」と慌ててしまったことを覚えています．そのときに先輩看護師から言われたのが「1つの情報から全体を見ようとしてはいけない」ということでした．
- 正常とは違う部分を見つけることは，とても大切な技術です．しかし，1つの異常を見つけたら「ほかには異常はないか」「正常なところはどこか」と，ほかの情報を収集し，さまざまな情報を組み合わせて，その心電図が示す意味を考えなければなりません．
- この考えかたは，情報の組み合わせから患者の病態や何が起きているかを探るフィジカルアセスメントと同じです．パッと目につく情報だけにだまされず，1つひとつの波形をステップに従い，しっかりと評価しましょう．
- 心電図だけを見ていてもいけません．心電図で変化があった場合には，自覚症状や病歴，内服薬や生活の状況などの情報を集め，心電図の変化と臨床症状があっているのか，またその組み合わせからどんなことが考えられるのかを考え，行動することが大切です．

洞調律と心房粗動

- 一見した感じ，RR間隔は「整」であり，P波とF波（心房粗動にみられるノコギリ状の波）の見分けがつきにくいことがあります．

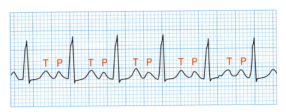

洞調律（P波とT波がわかりにくい例）

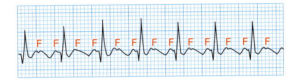

心房粗動（F波の例）

- 心房細動の場合は，RR間隔が突然に整ったら，心房粗動への移行と洞調律復帰の両方の可能性を考え，注意して鑑別する必要があります．
- 心電図モニターで鑑別がむずかしい場合には，標準12誘導心電図で確認します．
- F波は，Ⅱ誘導，Ⅲ誘導，aV_F誘導，V_1誘導で見やすいことが特徴です．

洞徐脈と房室接合部調律

- QRS波の形は，ほぼ同じであり，心拍数を60回/分前後維持している場合は，洞調律にみえることがあります．
- 最も違う点はP波の有無です．QRS波に先行してP波がなければ（もしくはQRS波に重なったり，QRS波よりも後ろにある場合）房室接合部調律と判断できます．

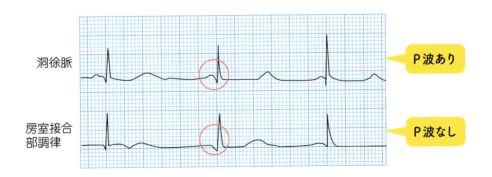

洞徐脈とblocked PAC

- blocked PACが頻発して，徐脈になっていることがあります．
- 徐脈を発見したときには，確認する必要があります（p.44，「T波の形が一定でない場合」を参照）．

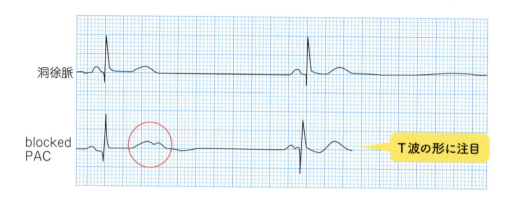

洞性不整脈（サイナス・アリスミア）

- 洞性不整脈（sinus arrhythmia，サイナス・アリスミア）とは，判読すると洞調律の条件を満たすのに，RR間隔が不整のものをいいます．
- 吸気時に速くなり呼気時に遅くなる呼吸性と，呼吸に関係ない非呼吸性がありますが，いずれも緊急性はありません．

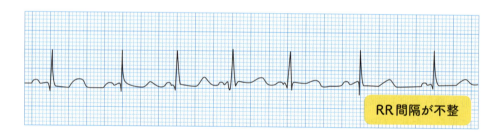

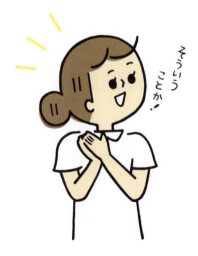

心電図の読み違えによる危ない事例

事例 心タンポナーデの見落とし

患者の心電図波形が，だんだん小さい波高になり，P波も見にくかったため，感度を「×4」の設定にして観察していた．通常の波高に見えてしまい，心タンポナーデを見落とした．4倍に拡大してモニタリングしていることに注意する必要があった．

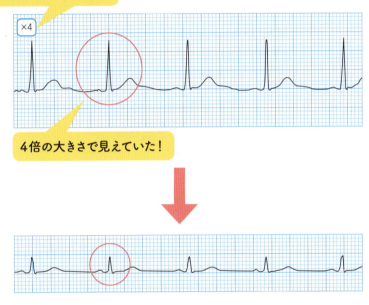

モニター画面では，この辺りなどに「×4」や校正波が表示される

4倍の大きさで見えていた！

付録

事例　高カリウム血症？

感度が違う条件で記録した心電図だと気づかなかったため，T波が増高して見え，高カリウム血症になっているのではないかと医師に報告して採血をした．血清カリウム値は基準範囲だった．

2倍の大きさで見ていた！

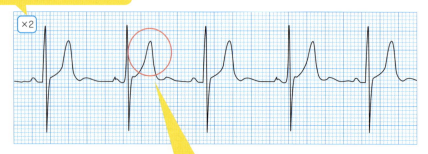

テント状T波*に見えた

*テント状T波：増高し，先端が先鋭化したT波（p.44参照）．

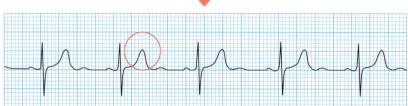

事例　ST低下？

感度が違う条件で記録した心電図だと気づかずに比較したため，STが低下したと判断してしまった．

2倍の大きさで見ていた！

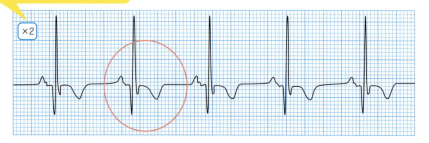

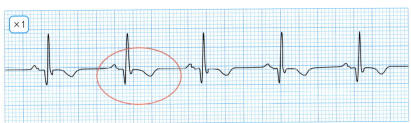

> **事例** 標準12誘導心電図であった事例
>
> 頻脈がみられ，P波の確認のために50mm/秒で記録してみた．その心電図をもとに判読したため，通常の心拍数に見えてしまい対処が遅れた．心拍数によっては徐脈に見えてしまうこともある．

約2倍に引き伸ばされて見えていた！

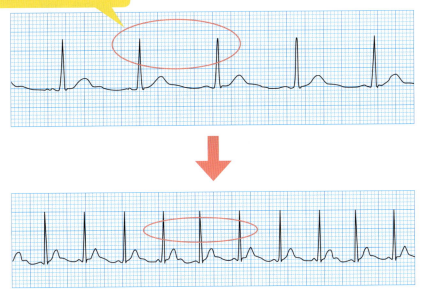

参考文献
1) 井上博編：心電図を読み解く，文光堂，1997
2) 藤野智子，道又元裕編：急変の見方・対応とドクターコール，南江堂，2011
3) 土居忠文：イラストレイテッド心電図を読む－鑑別に迷わないために，第2版，南江堂，2016
4) 渡辺重行，山口巖編：心電図の読み方パーフェクトマニュアル－理論と波形パターンで徹底トレーニング！，羊土社，2006

索　引

和文索引

▼あ

アーチファクト　19
アイントーベンの三角形　25
一次救命処置　54
Ⅰ度房室ブロック　46, 80
Ⅰ誘導　25, 42
陰性（波）　36
ウェンケバッハ型Ⅱ度房室ブロック　46, 85, 138
右脚ブロック　89
横紋筋融解症　143

▼か

カテーテルアブレーション　126
紙送り速度　32
カリウム　9
　―影響　45
完全房室ブロック　105
感度　32
期外収縮　50
脚ブロック　6
キャリブレーション　33
救急カート　54
急性冠症候群　6
胸骨圧迫　54
狭心症発作　15
　―診断　16
胸部誘導　26
緊張性気胸　55
筋電図　19
血圧の決定因子　113
欠滞　105
ケント束　47
高カリウム血症　9, 142, 162
高カルシウム血症　150
校正波　33

高度房室ブロック　85
交流障害　19
後負荷　60

▼さ

サイナス・アリスミア　160
左脚ブロック　93
酸素投与　104
3段脈　63
Ⅲ誘導　25, 42
ジギタリス製剤　141
ジギタリス中毒　137
死戦期呼吸　72
自動能　79
ショートラン　65
除細動の役割　112
ショック　52
徐脈　8, 40, 50, 131
心筋梗塞　6, 7
　急性―　68
　―波形　48
　―発症の診断　16
心室期外収縮　8, 59, 65
心室細動　72
心室調律　101
　促進型―　102
心室肥大　6, 7
心室頻拍　8, 66, 68
　―見分け方　127
心静止　51
心臓　1
　―電気刺激の流れ　2
心タンポナーデ　161
心停止　51
心電図
　原因別―　56
　―方眼　32
　―誘導方法　25
　―読み違え例　161

心電図モニター（機器）　11, 20
　―看護師の役割　17, 20
　―管理上の注意点　28
　―5点誘導　27
　―3点誘導　27
　―装着方法　17
　―電極の貼り方　18
　―どんな患者に必要か　15
　―標準12誘導心電図との共通点・違う点　13
　―優先順位の決め方　8
心拍出量（不整脈時）　49
心拍数の測り方　34
心房期外収縮　114
心房細動　8, 110, 118
心房粗動　109
　―洞調律との見分け方　159
スラー　94
セントラルモニター　12, 28
前負荷　60
双極（肢）誘導　25, 26

▼た

多源性心室期外収縮　8
単極（肢）誘導　26
致死的不整脈　15
低カリウム血症　9, 61, 146
低カルシウム血症　45, 154
低電位　37
テタニー症状　154
デルタ波　47
電極の外れ・接触不良　19
テント状T波　44, 143, 162
洞機能不全症候群　86
洞結節　2, 5, 31

洞（性）徐脈　131
　―房室接合部調律との見分け方　159
　―blocked PACとの見分け方　160
洞性不整脈　160
洞調律　5
　―心房粗動との見分け方　159
洞停止　77
洞頻脈　134
洞不全症候群　9
洞房ブロック　76
トルサード・ド・ポアンツ　149
トルソー徴候　154

▼な

二次救命処置　54
2段脈　63
Ⅱ度房室ブロック　46, 84
Ⅱ誘導　25
　―モニタリングに選択される理由　42

▼は

肺血栓塞栓症　7
ヒス束　2, 5, 31
標準12誘導心電図（機器）　13
　―各誘導の観察部位　30
　―看護師の役割　17
　―心筋梗塞　48
　―心電図モニターとの共通点・違う点　13
　―正常な波形　41
　―装着方法　21, 22
　―注意点　24
　―どんな患者に必要か　16
頻脈　8, 40, 50, 134
ブルガダ症候群　73
プルキンエ線維　2, 5, 31
ペースメーカー　9, 15
　―不全　15
ベッドサイドモニター　12, 28
　―特徴・注意点　29

変更伝導　43
房室回帰性頻拍　46, 123
房室結節　2, 31
　―回帰性頻拍　123
房室接合部調律　97
　―洞性徐脈との見分け方　159
房室伝導　5
房室ブロック　9, 85
　完全―　105
房室リエントリー頻拍　46
補充収縮　78
発作性上室頻拍　9, 122
　―見分け方　127
発作性心房細動　9, 118
　―見分け方　127
発作性心房頻拍　129

▼ま

膜電位　3
脈がとぶ感じ　84
無脈性電気活動　55
迷走神経刺激法　125
迷走神経反射　131
モービッツⅡ型房室ブロック　85

▼や・ら

陽性（波）　36
リエントリー回路　123
リズムの異常　40

欧文索引

ACLS　54
AF☞心房細動
AIVR　102
asystole　51
aVF誘導　26
aVL誘導　26
AVNRT　123
aVR誘導　26
AVRT　46, 123

blocked PAC　77
　―洞性徐脈との見分け方　160
BLS　54
cardiac arrest　51
ISBARC　53
Lown分類　62
P波　3, 4, 5, 31
　―形がおかしい場合　42
　―観察方法　35
　―欠落・少ない場合　5, 42, 97
　―前後する場合　97
PAC　114
PAF☞発作性心房細動
PAT　129
　―with Block　138
PEA　55
PP間隔の延長　76
PQ時間　3, 5, 31
　―延長　5, 46, 80, 138
　―観察方法　39
　―短縮　46, 98
PSVT☞発作性上室頻拍
PVC　8, 59, 65
Q波　3, 4, 31
　異常―　38, 48
　―深い場合　43
QRS時間（幅）　3, 32, 36
　―延長　43
QRS波　6, 36
　―高さが小さくなる　37
　―ない・少ない場合　43, 76
QT時間　3
　―延長　38, 45
　―短縮　138, 151
R波　3, 4, 31
　―分裂　94
R on T　64
RR間隔の観察方法　35
S波　3, 4, 31
SBAR　53
short run　65
sinus arrhythmia　160

sinus bradycardia　131

sinus tachycardia　134

ST部分　3, 6, 31

　―異常　45

　―観察方法　38

　―上昇　48

　―低下　138, 162

T波　3, 7, 31

　陰性―　7

　テント状―　44, 143, 162

　―形が一定ではない　44

　―観察方法　38

　―増高している場合　44

　―低下している場合　44

Ta on P　116

torsade de pointes　149

U波　7, 31

$V_{1\sim6}$　22, 30

VF　72

VT☞心室頻拍

WPW症候群　6, 46

今すぐ看護ケアに活かせる

心電図のみかた

2019 年 4 月 10 日　発行	編集者 藤野智子
	発行者 小立鉦彦
	発行所 株式会社 南 江 堂
	〒113-8410 東京都文京区本郷三丁目42番6号
	☎(出版)03-3811-7189 (営業)03-3811-7239
	ホームページ http://www.nankodo.co.jp/
	印刷・製本 シナノ書籍印刷
	組版 アメイジングクラウド株式会社

Ⓒ Nankodo Co., Ltd., 2019

定価はカバーに表示してあります.
落丁・乱丁の場合はお取り替えいたします.
ご意見・お問い合わせはホームページまでお寄せください.

Printed and Bound in Japan
ISBN 978-4-524-25951-9

本書の無断複写を禁じます.
JCOPY 〈出版者著作権管理機構 委託出版物〉
本書の無断複写は,著作権法上での例外を除き,禁じられています.複写される場合は,そのつど事前に,
出版者著作権管理機構 (TEL 03-5244-5088,FAX 03-5244-5089,e-mail: info@jcopy.or.jp) の許諾
を得てください.

本書をスキャン,デジタルデータ化するなどの複製を無許諾で行う行為は,著作権法上での限られた例外
(「私的使用のための複製」など) を除き禁じられています.大学,病院,企業などにおいて,内部的に業
務上使用する目的で上記の行為を行うことは私的使用には該当せず違法です.また私的使用のためであっ
ても,代行業者等の第三者に依頼して上記の行為を行うことは違法です.

ナースビギンズシリーズ

一人前をめざすナースのための
明日から使える看護手技

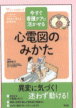

今すぐ看護ケアに活かせる
心電図のみかた
編集 藤野智子

B5判・174頁　2019.4.　定価（本体2,400円+税）　ISBN978-4-524-25951-9

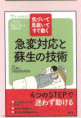

気づいて見抜いてすぐ動く
急変対応と蘇生の技術
編集 三上剛人

B5判・236頁　2016.11.　定価（本体2,700円+税）　ISBN978-4-524-26797-2

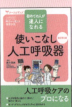

初めての人が達人になれる
使いこなし 人工呼吸器（改訂第2版）
著 露木菜緒

B5判・172頁　2016.8.　定価（本体2,300円+税）　ISBN978-4-524-25476-7

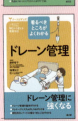

看るべきところがよくわかる
ドレーン管理
編集 藤野智子／福澤知子

B5判・174頁　2014.4.　定価（本体2,300円+税）　ISBN978-4-524-26749-1

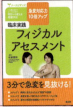

急変対応力10倍アップ
臨床実践フィジカルアセスメント
編集 佐藤憲明

B5判・182頁　2012.5.　定価（本体2,400円+税）　ISBN978-4-524-26472-8

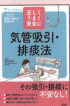

正しく・うまく・安全に
気管吸引・排痰法
著 道又元裕

B5判・126頁　2012.4.　定価（本体2,100円+税）　ISBN978-4-524-26414-8

南江堂　〒113-8410 東京都文京区本郷三丁目42-6　（営業）TEL 03-3811-7239　FAX 03-3811-7230　www.nankodo.co.jp